DOCTEUR A. BOUCHINET

ROYAT

Indications Thérapeutiques Méthodiquement classées

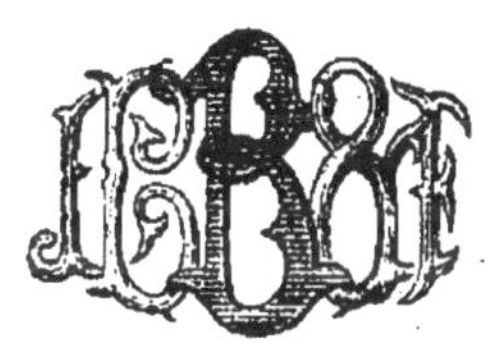

PARIS
LIBRAIRIE J.-B. BAILLIÈRE ET FILS
RUE HAUTEFEUILLE, 19, PRÈS LE BOULEVARD St-GERMAIN

1901

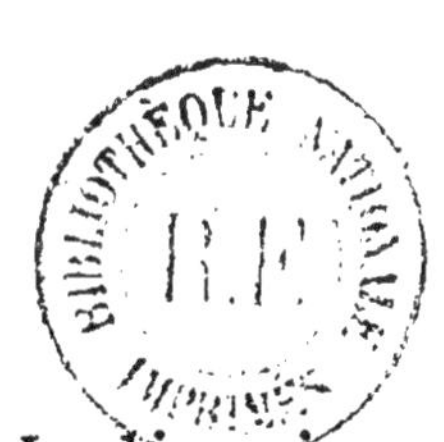

ROYAT

Indications Thérapeutiques
Méthodiquement classées

DU MÊME AUTEUR

1. Des États primitifs de la Médecine. — Paris, G. Carré, 1891.
2. Note sur l'Action physiologique des Bains et de l'Eau de Royat sur la Nutrition (*Médecine Moderne*, 24 juin 1893).
3. Des Indications des Eaux minérales alcalines dans les diabètes sucrés. Paris, Coccoz, 1899.

Dijon — Imprimerie Darantiere, 65, rue Chabot-Charny.

DOCTEUR A. BOUCHINET

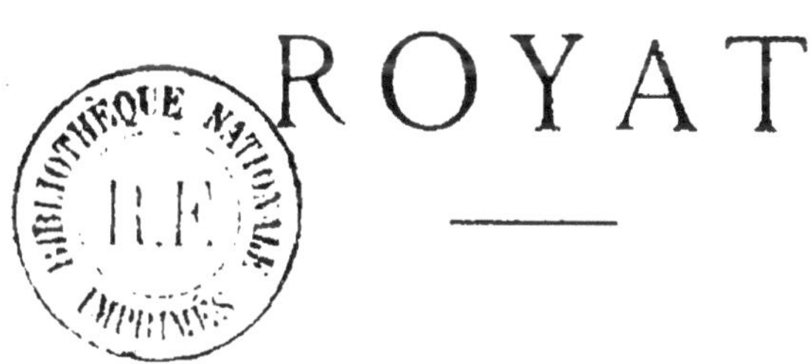

ROYAT

Indications Thérapeutiques Méthodiquement classées

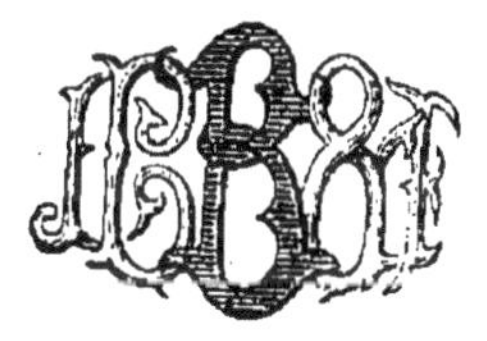

PARIS
LIBRAIRIE J.-B. BAILLIÈRE ET FILS
RUE HAUTEFEUILLE, 19, PRÈS LE BOULEVARD St-GERMAIN

1901

AVANT-PROPOS

Royat compte depuis longtemps au nombre des stations d'Auvergne les plus connues et les plus fréquentées. On en a développé et résumé les indications thérapeutiques dans mainte brochure. Voilà dix ans que j'exerce dans cette station, et à mon tour je voudrais exposer les indications diverses d'une cure à ces eaux thermales.

Je ne le ferai pas absolument selon la coutume consacrée. Toujours et avec raison on a réclamé à Royat l'arthritisme et l'anémie ; mais les indications particulières s'égarent un peu capricieusement à travers ces champs trop vastes où, avec quelque complaisance, on fait tenir toute la pathologie. Je tâcherai, sans être incomplet, d'avoir plus de précision et moins d'éparpillement.

Dans une communication récente à la Société

médico-chirurgicale de Paris (séance du 21 mai 1900), je demandais qu'on mît de l'ordre et de la hiérarchie dans les indications des stations d'eaux; qu'on les classât partout avec une même méthode; et pour ce classement je proposais un cadre général que je crois pratique. C'est dans cet esprit et d'après cette méthode que je détaillerai les indications *variées* et *inégales* des eaux de Royat. Je me garderai de toute dissertation au moins inutile sur les diverses maladies dont je parle. Je m'adresse à des médecins; je n'ai pas à leur faire de leçons qui, de ma part, seraient déplacées. On ne trouvera pas non plus ici de séries d'observations. Je m'enfermerai strictement dans mon sujet qui est de préciser les indications d'une station thermale déterminée.

J'ai dit qu'on recommandait la cure de Royat contre l'arthritisme et l'anémie. Mais qui faut-il choisir parmi les arthritiques et les anémiques? Et d'autres qui ne sont ni arthritiques, ni anémiques, n'y peuvent-ils pas trouver un bénéfice? Dans quelle mesure faut-il prescrire Royat à tels et tels malades?

Tous n'y doivent pas apporter la même espérance. Les chances diffèrent d'amélioration ou de guérison. Elles vont de la quasi-certitude et de la grande probabilité à la simple éventualité possible. A quels malades divers sont réservées ces chances diverses ? Voilà les questions auxquelles je voudrais satisfaire dans ce petit exposé.

Je commencerai par quelques notes sur la station de Royat et ses Eaux thermales.

PREMIÈRE PARTIE

ROYAT — LES EAUX THERMALES

ROYAT

CHAPITRE PREMIER

SITUATION. — RENSEIGNEMENTS PRATIQUES. — ALTITUDE. — EAUX POTABLES. — CLIMAT : TEMPÉRATURE. PLUIE ET VENTS.

§ Ier — Situation. — Renseignements pratiques.

Royat (Puy-de-Dôme) est un village d'Auvergne situé à mi-côte dans les premiers contreforts du plateau central. Ces contreforts se dressent au-dessus de l'immense plaine de la Limagne comme, au-dessus de la mer, des étages de falaises, verdoyantes, enchevêtrées, coupées de gorges et de valleuses.

Une de ces valleuses, entourée de hauts replis montagneux aux flancs boisés, est dominée au loin par la masse puissante du Puy-de-Dôme toujours bleuté par l'éloignement et qui s'encastre dans une échancrure de crêtes plus proches et plus basses. C'est là qu'apparaît Royat, comme au fond d'une sorte de vasque évasée et géante, noyé dans des ondes vertes de prés et d'arbres, d'où émergent ses toits rouges et les crénelures guerrières de sa petite église ancienne.

La station thermale, Royat-les-Bains, est située à quelques cents mètres plus bas, à distance égale d'un autre village (Chamalières) qui touche à la plaine. C'est, au bord incliné d'un ravin où court un ruisseau vif : la Tiretaine, un groupe de villas et de grands hôtels qui se resserre autour de l'Etablissement thermal et des sources. Ce groupe, par une série de villas riches ou de maisons modestes élevées le long de la route, se relie vers la montagne, au village auvergnat de *Royat*, vers la plaine à l'autre village auvergnat de *Chamalières*, et jusqu'à *Jaude* la place centrale de la ville de Clermont-Ferrand.

Je résume ici les renseignements pratiques donnés par les guides.

1°) *Saison thermale.* — Du 20 mai au 1er octobre : casino ouvert du 15 juin au 15 septembre.

2°) *Moyens de communication.* — Royat se trouve sur la ligne d'Orléans, mais la gare est raccordée, à Clermont-Ferrand, à la ligne de Paris-Lyon-Méditerranée, qui de Paris suit le trajet le plus direct et le plus rapide.

Outre ce raccord de chemins de fer, Royat est relié à Clermont-Ferrand par un tramway électrique qui, durant la saison thermale, part toutes les 5 minutes et en met environ 10 à 15 à aller de Jaude à Royat et réciproquement.

3°) *Le Logement.* — On est souvent consulté sur la façon de se loger à Royat. On y trouve des *hôtels* de toute catégorie et à tout prix ; depuis l'hôtel de grand luxe jusqu'à l'hôtel modeste et propre. La renommée de cherté qu'on a faite à la station a pu être vraie il y a quelque 15 ans. Elle est fausse aujourd'hui. On s'y loge aussi en *villas meublées* qui se louent surtout par *chambres ou appartements* plutôt qu'en totalité. Les petites villas à louer entières sont en nombre restreint. Mais on trouve dans les autres toutes facilités pour la vie de famille.

4°) *Promenades.* — Elles sont nombreuses, jolies, et proches si l'on veut. On peut les faire à pied, à cheval, en voiture. On en trouvera la liste détaillée dans les publications illustrées du Syndicat d'Auvergne. Les excursions un peu longues sont facilitées par un *double service de voitures publiques* à itinéraire fixe, différent chaque jour de la semaine. Le prix des places est très modeste. Les bicyclistes trouvent, du côté de la plaine, dans la Limagne, des routes favorables.

En outre, pour les personnes tranquilles, ou qui ne peuvent faire que de courtes marches avec des repos fréquents, il y a, à quelques centaines de mètres de l'Etablissement, *à mi-côte* et dominant toute la Limagne, un immense et magnifique parc : le parc Bargoin, propriété départementale ouverte au public.

5° *Distractions, Théâtre, Fêtes.* — Dans le parc de l'Établissement, parc ombragé et d'un dessin remarquable, on offre trois concerts par jour, de temps en temps des concerts vocaux.

Tous les soirs il y a représentation (opéra-comique, comédie, opérettes) au Théâtre du Casino dont la salle est une des plus jolies qui existent dans les villes d'eaux, à part les grandes villes comme Vichy. De temps en temps, des bals, des fêtes diverses sont donnés soit dans le parc, soit au Casino.

Le Casino comprend une salle des fêtes, un salon de lecture où l'on trouve tous les principaux journaux et revues et publications illustrées. Je ne parle que pour mémoire du cercle et des salles de jeu : petits chevaux et baccara.

§ II. — Altitude. — Eaux potables. — Climat.

La station thermale est à une altitude de 450 mètres. Le climat et la température sont ceux des pays de petite montagne. L'air est d'une pureté remarquable. *Les eaux potables* sont très abondantes, *bien captées*, d'une limpidité et d'une fraîcheur exquises. Elles descendent de la montagne, des environs de « Fontanas », petit village situé au-dessus de Royat, au milieu de nombreuses sources vives. La plupart des réclames vantent la douceur et l'égalité de *la température*. Ce n'est pas tout à fait la vérité. D'autre part on répète qu'il fait à Royat, durant l'été, une chaleur souvent excessive. C'est moins vrai encore. Comme dans tous les pays d'altitude les variations du thermomètre sont assez rapides. Voici ce qui se passe le plus communément en été. Après quelques jours consécutifs de chaleur croissante (3 à 5 jours, plus rarement 6 à 10 jours), un orage survient avec une pluie abondante, souvent nocturne, de 24 à 48 heures, et le temps se rafraîchit. La chaleur revient peu à peu jusqu'à un nouvel orage qui rafraîchit de nouveau. Sauf exception : quelques jours par saison thermale, même après les journées fort chaudes les soirées sont douces, éventées par les brises de montagne. Il suffit, pour l'éprouver, de descendre la route de Clermont-Ferrand 2 ou 3 heures après le coucher du soleil ; on sent la chaleur monter du sol aux jambes à mesure qu'on avance vers la ville, et l'air frais vous baigner le front dès qu'au retour, on approche de Royat.

Voici d'ailleurs des notions exactes sur le climat. Elles sont tirées d'observations effectuées à l'Établissement thermal sous la direction de M. Weyer, de 1889 à 1899, et publiées en partie par la commission météorologique du Puy-de-Dôme, en partie inédites.

TEMPÉRATURE MOYENNE PAR MOIS

DES SAISONS THERMALES DE 1890-1899

Les températures minima ont été prises avec un thermomètre Negretti.
Les maxima avec un thermomètre Rutherfort

	MAI		JUIN		JUILLET		AOUT		SEPTEMBRE	
	minim. degrés	max. degrés	minim. degrés	max. degrés	minim. degrés	max. degrés	minim. degrés	max. degrés	minim. degrés	max. degrés
1890	+9	+20	+12	+22	+12	+22	+14	+24	+8	+18
1891	8	18	10	20	13	21	12	22	9	19
1892	8	19	12	21	16	22	14	24	9	19
1893	6	21	8	21	10	24	13	26	8	20
1894	8	20	13	26	16	30	16	28	13	20
1895	10	22	13	26	16	31	16	29	14	25
1896	5	19	10	26	12	30	11	24	8	22
1897	5	19	10	28	12	26	12	28	7	20
1898	5	20	9	24	14	24	18	29	11	26
1899	8	19	11	25	14	28	14	29	10	23

Ces chiffres représentés par une courbe pour les minima et une courbe pour les maxima donnent le graphique suivant (chaque division est de 2 degrés).

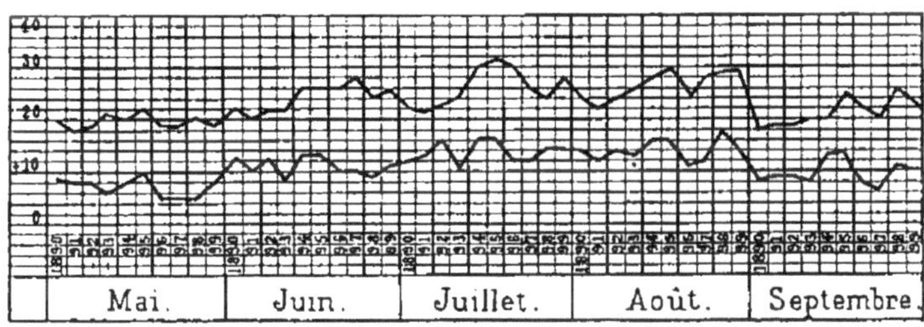

Pluies : 1896-1899

	1896		1897		1898		1899	
	Nombre de jours	Quantité d'eau tombée, en mm	Nombre de jours	Quantité d'eau tombée, en mm.	Nombre de jours	Quantité d'eau tombée, en mm.	Nombre de jours	Quantité d'eau tombée, en mm.
Mai.	5	19	12	71,9	18	122,2	9	54,6
Juin	17	119,9	11	91	15	129,5	9	84,2
Juillet	10	92,9	9	80,9	7	22,7	4	32,9
Août	13	81,3	12	131,7	5	31,2	9	85,5
Septembre. . . .	13	74	13	10,6	2	16	12	115,6
Saison des cinq mois.	58		57		47		43	

Vents : 1896-1899

Les observations concernant le régime des vents n'ont été prises la première fois qu'en 1896.

Les voici résumées jusqu'en 1899.

	Nord	N.-W.	West	S.W.	Sud	S.-E.	Est	N.-E.
1896	Jours	Jours	Jours	Jours	Jours	Jours	Jours	Jours
Mai.	14	5	»	7	3	»	»	2
Juin.	6	3	1	18	1	»	»	1
Juillet	2	6	»	22	»	»	»	1
Août	7	10	2	11	»	»	»	1
Septembre . .	10	1	19	»	»	»	»	»
Totaux. . . .	39	25	22	58	4	»	»	5
1897								
Mai.	6	11	4	9	1	»	»	»
Juin	2	13	2	10	»	»	»	2
Juillet.	5	14	2	8	»	»	»	2
Août	1	7	6	17	»	»	»	»
Septembre. .	2	13	1	13	»	»	»	1
Totaux. . . .	16	58	15	57	1	0	0	5
1898								
Mai.	»	16	1	14	»	»	»	»
Juin	3	7	1	17	»	»	»	2
Juillet	12	1	»	3	»	»	10	5
Août	14	2	2	3	2	»	4	4
Septembre. .	5	3	»	3	»	»	15	4
Totaux. . . .	34	29	4	30	2	0	30	15
1899								
Mai.	»	8	5	4	»	»	3	11
Juin	»	3	»	4	3	»	6	14
Juillet	»	12	3	9	»	»	»	7
Août	»	12	7	2	»	»	»	10
Septembre. .	»	10	2	13	»	»	»	5
Totaux. . . .	0	45	17	32	3	0	9	47

CHAPITRE II

L'ÉTABLISSEMENT ET LES SOURCES THERMALES. — ACTION PHYSIOLOGIQUE DES EAUX.

§ Ier. — L'Établissement et les Sources.

Les sources de l'Établissement thermal sont au nombre de 4 : *Eugénie ou Grande-Source*, *Saint-Mart*, *César* et *Saint-Victor*. Ce sont des *eaux thermales* classées parmi les *chlorurées bi-carbonatées*. Elles sont de plus *ferrugineuses*, *lithinées et arsenicales*. On en trouve l'analyse dans toutes les notices. (En voir le tableau général, page suivante.)

Il faut ajouter les recherches récentes (juin 1899) de M. A. Duboin, professeur à la Faculté des sciences de Clermont-Ferrand. M. Duboin est parvenu à doser l'*iode* contenu dans les eaux de Royat. Il en a trouvé dans la source Eugénie 0 milligr. 04

Analyse des quatre sources de Royat.

SOURCES	S.-MART. Truchot	S-VICTOR Truchot	CESAR Lefort	EUGÉNIE Lefort
Débit en 24 heures, litres .	25 000	30 000	34 500	1 440 000
Température	31°	20°	29°	35° 5
	gr.	gr.	gr.	gr.
Bicarbonate de soude. . .	0 8003	0 8886	0 3920	1 349
» de potasse . . .	0 1878	0 2300	0 2860	0 435
» de chaux	0 9696	1 0121	0 6860	1 000
» de magnésie. . .	0 6508	0 6464	0 3970	0 677
» de fer.	0 0230	0 0560	0 0250	0 040
» de manganèse . .	traces	traces	traces	traces
Sulfate de soude	0 1463	0 1656	0 1150	0 185
Phosphate de soude . . .	traces	traces	0 0140	0 018
Chlorure de sodium . . .	1 5655	1 6497	0 7660	1 728
Iodure et bromure de sod. .	traces	traces	traces	indices
Silice.	0 0945	0 0950	0 1670	0 156
Alumine et matières organ.	traces	traces	traces	traces
Chlorure de lithium (1) . .	0 0350	0 0350	0 0090	0 035
Arséniate de s. (2) du Cod.	0 0013	0 0045	0 0007	non dosé
Total des matières fixes . .	4 4741	4 7829	2 8577	5 623
Gaz acide carbon. libre . .	1 709	1 492	1 229	0 377

(1) Truchot, 1875.
(2) Ecole des Mines, 1879.

par litre. Ceci d'ailleurs n'est qu'une curiosité chimique.

On voit que leur degré de thermalité varie entre 20° et 35° 3 centigrades, et leurs principes minéralisateurs entre 2 gr. 05 et 5 gr. 60 par litre, sans compter l'acide carbonique libre. C'est plus qu'une minéralisation moyenne.

J'insiste sur ce point, car les eaux de Royat sont assez fréquemment méconnues sous ce rapport particulier. Elles passent aux yeux de beaucoup de médecins, même de ceux qui les recommandent, pour des eaux à peine minéralisées. De là à les juger anodines, il n'y a pas loin. Cette erreur vient, je crois, de ceci. Ce sont des *bi-carbonatées sodiques faibles* et l'on confond leur taux en bi-carbonate de soude qui est modeste (1 gr. 35 maximum) avec leur *richesse minérale totale* qui est *plutôt forte* (plus de 5 gr. 50 maximum *sans l'acide carbonique libre*). Or, on voit mettre les eaux de Royat presque au rang des eaux indifférentes, et en même temps considérer la minéralisation des eaux d'Ems (avec 3 gr. 519 au total, *acide carbonique libre compris*), comme très suffisante et très active ; celle des eaux de Carlsbad (avec 5 gr. 516 au total, *acide carbonique libre compris*) comme très riche, etc. Cela me paraît au moins une erreur, sinon un parti pris. Si l'on admet l'importance thérapeutique des sels contenus dans les eaux thermales et de leurs doses, il faut leur reconnaître la même valeur dans toutes les eaux. Et la minéralisation des sources n'est pas une affaire d'opinion. C'est une donnée exacte et vérifiable.

Or les eaux de Royat sont, par leur minéralisation, au premier rang des *bi-carbonatées sodiques faibles* ; mais si l'on tient compte des bi-carbonates autres que le bi-carbonate de soude, leur minéralisation, je ne dis plus totale mais simplement alcaline, les place encore dans un rang qui compte. Le bi-carbonate de chaux par exemple est en proportion élevée (1 gr. par litre). Et l'on sait la valeur attribuée aux sels de chaux dans les eaux alcalines. Pougues, dont ce bi-carbonate est le principal élément, n'en renferme que 1 gr. 66. M. Lecorché fait grand cas de la réunion, dans les eaux de Royat, des sels sodiques et calciques. On oublie ou l'on ignore trop volontiers ces associations alcalines, qu'on n'a d'ailleurs pas suffisamment mises en lumière à propos des sources de Royat. Qu'on veuille bien jeter les yeux sur ces deux petits tableaux :

Richesse des eaux de Royat
(Eugénie) en *bi-carbonates alcalins seuls*

Bi-carbonates	Soude	1.349
	Chaux	1
	Potasse	0.435
	Magnésie . . .	0.677
	TOTAL .	3.461

Richesse des eaux de Royat
(Eugénie) *en chlorures*

Chlorures	Sodium	1.728
	Lithium	0.035
	TOTAL .	1.763

Les sels alcalins seuls atteignent la minéralisation totale des eaux d'Ems. Et notez que je me garde ici de toute phrase de prospectus sur la présence de l'arséniate de soude et du chlorure de lithium.

On remarquera que les 4 sources, de nature semblable, offrent une gamme étendue et progressive de 2 gr. à 5 gr. 50 (minéralisation totale) avec des différences de proportions, mais avec les mêmes principes fondamentaux : alcalins, chlorure, fer et arsenic.

Boisson

Les 4 sources : Eugénie, César, St-Mart, St-Victor.

Ces quatre sources s'emploient toutes en boisson. Deux d'entre elles, Saint-Mart et Saint-Victor, n'ont même actuellement que cet unique usage.

On a donné des spécialisations très affirmatives pour chacune de ces sources. La source Eugénie ou Grande-Source s'applique aux bronchites ; Saint-Mart, fontaine des goutteux, à la goutte ; César, aux dyspepsies ; Saint-Victor, aux anémies. Ce sont des formules générales très simples, excellentes pour la publicité. A la vérité ces 4 sources peuvent, dans un traitement, s'entr'aider, se combiner, se suppléer ou s'exclure. Cela dépend du malade, de son état présent ; et le maniement judicieux de ces sources diverses est la spécialité propre du médecin hydrologue.

La source César, outre la fontaine où l'on boit, alimente un certain nombre de baignoires (11),

Bains
2 sources :
Eugénie,
César.

proportionnel à son débit. C'est un *bain à eau gazeuse courante*, frais, à 27° (la source au griffon a 29). Bain d'une action tonique très vive : la thérapeutique thermale a peu de moyens d'une énergie équivalente. Chez beaucoup d'anémiques et de neurasthéniques, pour ne parler que de ces malades, ce bain remplace avec avantage la douche froide souvent mal supportée. Comme toutes les médications actives, le bain de César doit être administré avec circonspection.

La source Eugénie ou Grande-Source eût suffi seule à fonder et faire prospérer une station thermale. La plus chaude des 4 sources de Royat : 35°5, la plus minéralisée : 5^{gr}60, sans compter l'acide carbonique libre, jaillissant d'elle-même de son propre jet à 5^{m} 40 du griffon, elle est par son abondance (débit : 1000 litres par minute, soit en 24 heures : 1,440,000 litres), sinon unique, du moins extrêmement rare entre toutes les sources minérales du monde. Elle est la grande richesse de Royat. Elle alimente seule, sauf le service d'*hydrothérapie d'eau douce* et *les bains de César*, tous les services de l'Etablissement, c'est-à-dire :

1°) *Les bains d'Eugénie à eau courante*. — Médication fondamentale et spéciale de Royat, qui se donne dans 96 baignoires et une vaste piscine de 93 mètres carrés. Sans doute on donne en d'autres stations des bains d'eau courante, mais il faut noter qu'à Royat ces bains sont alimentés par une source vive unique, non avec des eaux minérales de sources diverses mélangées.

A ces bains il faut joindre *le Bain acidulé.* — C'est un bain d'eau minérale (Eugénie) à eau dormante dans lequel circule, venant du fond de la baignoire et pris à la source même d'Eugénie, un fort courant d'acide carbonique.

Aspiration Pulvérisations, etc. 1 source : Eugénie.

2°) *Les salles d'aspiration.* — Ce sont des salles où l'on aspire des vapeurs chaudes d'eau minérale. Cette médication de Royat n'a pas la renommée qu'elle mérite. Par sa valeur thérapeutique et les résultats à peu près constants qu'elle donne dans certaines affections des voies respiratoires, elle vient immédiatement après les bains et presque sur la même ligne. C'est proprement la médication qui fait la juste vogue du Mont-Dore. Les salles de Royat sont beaucoup moins vastes, mais leur fonctionnement n'est peut-être pas sans avantage. Elles sont munies de gradins, ce qui permet aux malades de séjourner dans une atmosphère de vapeurs progressivement graduées pour la température et la tension. En outre chaque salle ne sert pas plus d'une heure de suite. Après chacune de ces séances d'une heure, la salle est évacuée et ventilée ; les murs en sont lavés antiseptiquement ; et les fenêtres ouvertes l'aèrent pendant un temps égal jusqu'à la séance prochaine. Il y a 2 salles dans chaque service qui fonctionnent à tour de rôle. Pendant que l'une, remplie de vapeur, reçoit les malades, l'autre est ventilée. Ce service doit recevoir, dans les prochaines améliorations en projet de tout l'Etablissement thermal, une grande extension, tout en gardant son fonctionnement actuel qui est des meilleurs.

3°) *Les pulvérisations. — Les douches pharyngiennes. — Les irrigations nasales, etc.* L'eau minérale est ici surchauffée. La quantité, la température et la pression sont mesurées à volonté.

4°) *Un double service de douches minérales.* — Les unes à la pression et à la température mêmes de la source; les autres à pression fixe de 3 mètres et à température variable obtenue en chauffant l'eau minérale.

5°) *Des douches avec massage sous l'eau* (douche d'Aix); ce service fonctionne depuis 4 ans.

6°) *Les irrigations vaginales et intestinales,* données à température et à pression exactement graduées.

7°) Un service récent de *bains hydro-électriques.* — Ces bains sont locaux — maniluves et pédiluves — ou complets. Un courant électrique passe dans le bain thermo-minéral et se mesure exactement au moyen d'un rhéostat à eau du Dr Bergonié, de Bordeaux.

8°) Enfin les *douches d'acide carbonique.* — L'acide carbonique libre, recueilli dans l'immense réservoir de l'eau d'Eugénie, est précieusement utilisé. Nous avons vu déjà le bain acidulé. Ces *douches* sont des applications locales faites par le malade lui-même d'un courant sec d'acide carbonique. Un appareil spécial, analogue aux caisses fermées dans lesquelles on donne des bains d'air chaud, permet de donner de véritables *bains complets d'acide carbonique* sec et chauffé.

Autres services ou l'eau minérale n'est pas employée.

1°) *Hydrothérapie d'eau douce.* — L'installation complète et confortable de ce service à l'intérieur même de l'Etablissement thermal, permet d'administrer avec précision toutes sortes de douches à températures variées. L'eau puisée à la Tiretaine, ruisseau de montagnes, est d'une grande fraîcheur. Elle atteint à peine 13 degrés dans les plus chaudes journées. En outre la Compagnie des Eaux a acquis et capté une source particulière qui actuellement ne dessert que le service hydrothérapique des femmes. Cette source, prise dans la montagne à une certaine altitude, donne de l'eau à grande pression et qui, dans les plus fortes chaleurs, ne dépasse pas 9 à 10 degrés. Un appareil nouveau gradue la pression trop forte depuis 0 jusqu'aux plus hautes limites supportables.

2°) *Bains d'air chaud, de vapeur sèche, de vapeurs aromatisées, etc.* — Il suffit de signaler ces médications.

3°) *Massage. Gymnastique. Escrime.* — Ces adjuvants sont souvent précieux durant les cures thermales. Des locaux leur sont réservés soit à l'intérieur soit à côté de l'Etablissement.

§ II. — Action physiologique des eaux.

Sur ce sujet on lit dans la plupart des notices anciennes à peu près ceci :

« Le bain de la source Eugénie procure d'abord à la peau une sensation marquée de fraîcheur, qui bientôt, par une détente réactionnelle, fait place à la rougeur, aux picotements, à la calorification intensive des téguments extérieurs. Alors apparaît une *indescriptible* sensation de bien-être *organique* (?), sensation que nous croyons due principalement à la décongestion des organes splanchniques, etc... »

Ces notions simples ont été répétées et développées sous des formes nombreuses, vagues et peu diverses. A la vérité, il n'a été fait, à ma connaissance, sur l'action physiologique des eaux de

Royat, que *trois* séries d'observations et d'expériences méthodiques :

Les premières en 1883 par le Dr Chauvet, mon excellent confrère à Royat, concernent *la température interne pendant le bain* et démontrent que le bain (de 30 minutes environ) abaisse, par excitation intense de la peau, la température centrale de 0,5, soit 1/2 degré — (*Expériences physiologiques sur les bains de Royat*, Lyon, 1883, Dr Chauvet). —

Les secondes sont dues au Dr Bernard, stagiaire de l'Académie de Médecine aux Eaux minérales, à cette époque (1894), actuellement médecin consultant à Plombières. Elles concernent l'*action des eaux en boisson et des bains* à eau courante sur le *chimisme stomacal*. — (*Indications thérapeutiques des eaux minérales de Royat*, rapport présenté à l'Académie à la suite de sa mission, par Félix Bernard, 1894.) — D'après ces expériences, les bains et l'eau en boisson ont une action semblable ; ils *augmentent* nettement la *sécrétion de l'acide chlorhydrique chez les hypochlorhydriques*, l'acide chlorhydrique libre, et l'acide chlorhydrique combiné.

Les troisièmes expériences ont été faites par moi-même en 1893 (*Médecine moderne*, 24 juin 1893). Elles concernent l'*action sur la nutrition générale, des eaux en boisson et séparément, des bains à eau vive.* Voici les résultats de ces recherches :

1° Bains et eau en boisson excitent la nutrition.

2° Ils augmentent l'urée de 4 gr. environ dans les 24 heures : les bains plus rapidement, l'eau en boisson, plus lentement mais un peu davantage.

3° L'eau en boisson (Saint-Mart) n'est que très faiblement diurétique. Les bains le sont au moins autant.

4° Sans action sensible sur les chlorures et l'acide phosphorique, les eaux et les bains augmentent et régularisent l'élimination de l'acide urique.

A ces expériences diverses il convient d'ajouter :

1° Les recherches des Drs Fredet et Huguet sur les vapeurs d'eau minérale des salles d'aspiration de Royat. Ces auteurs ont démontré que la composition chimique des vapeurs rappelle celle de l'eau même. On y trouve, outre la vapeur d'eau, de l'acide carbonique et, à dose infinitésimale mais sensible, les sels mêmes de l'eau, qui, dans ces conditions, agissent comme topiques sur la surface pulmonaire ou y sont directement absorbés.

2° Des recherches plus anciennes faites par Scoutetten sur l'électricité dégagée par les bains de Royat. Ces recherches, — dont je n'ai pu trouver le détail publié — ont été signalées par le Dr Boucaumont (*Royat et ses bains à eau vive*, 1877). D'après cet auteur voici quels en furent les résultats : « Les courants, au lieu de s'affaiblir par le repos, comme dans les autres stations, se sont montrés d'une égale intensité du commencement à la fin de l'immersion » (???)

3° Les expériences très scientifiques et très précieuses du Dr Lestchnesky, sur les *Phénomènes électriques des eaux minérales et l'eau de mer*. Ces expériences ont été faites d'abord à Néris, puis, dans les mêmes conditions, à Vichy, *Royat*, Châtel-Guyon, Châteauneuf, La Bourboule, le Mont-Dore, Arcachon. L'auteur considère qu'elles ne sont pas terminées, mais il en tire dès maintenant les conclusions générales, fermes, que voici :

1° Les eaux minérales des stations thermales expérimentées, ainsi que l'eau marine, possèdent et manifestent une certaine quantité d'électricité.

2° Le potentiel des eaux minéralisées ne se manifeste qu'à la condition que celles-ci soient en contact avec la terre directement ou par un conducteur.

3° Ce conducteur peut être soit un fil métallique, soit une colonne d'eau (*bains à eau courante*).

4° L'état électrique des eaux minéralisées est influencé par la pression atmosphérique et par l'orage, alors qu'il se produit des modifications de la répartition de l'électricité terrestre.

5° Les eaux minéralisées à un certain degré de saturation ont une activité chimique moindre que celles d'une solution plus faible et dégagent moins d'électricité... etc...

Voir pour les détails : Gazette des Eaux, n[os] *des* 16, 27 *et* 30 *août* 1900.

DEUXIEME PARTIE

INDICATIONS ET CONTRE-INDICATIONS MÉTHODIQUEMENT CLASSÉES

DEUXIÈME PARTIE

INDICATIONS ET CONTRE-INDICATIONS MÉTHODIQUEMENT CLASSÉES

Il est bon de retenir comme indication très générale de Royat la formule ancienne : ARTHRITISME et ANÉMIE.

Cela dit, voici d'abord le cadre que j'ai proposé dans ma communication du 21 mai 1900 à la Société médico-chirurgicale de Paris (*Presse médicale*, du 23 mai 1900, *Gazette des Eaux*, 28 juin 1900).

Indications positives

Premières	*Variétés cliniques précises.* — Effets de la cure constants. — Action élective.
Secondes	*Variétés cliniques précises.* — Effets moins constants. — Stations équivalentes très peu nombreuses.

Indications éventuelles

Premières	*Maladies générales. — Diathèses à manifestations erratiques.* — Effets de la cure très nets dans certains cas, nuls dans d'autres. — Stations rivales assez nombreuses.
	Affections précises encore à l'étude dans la station.
Secondes	*Troubles de santé chroniques mal définis. Nervosisme vague*, etc...

Voici maintenant les indications de Royat rangées dans ce cadre.

Est-il utile de répéter ici les contre-indications des cures thermales, généralités et banalités écrites partout : malades aigus, cachectiques, cancéreux, cardiaques avancés, etc.

Je crois faire mieux en notant à mesure et à la suite des indications particulières, les contre-indications correspondantes.

CHAPITRE PREMIER

LES INDICATIONS POSITIVES

---

§ I. — Indications positives premières.

Diabétiques.
Bronchitiques.
Anémiques.

Les diabétiques. — Peu d'indications sont aussi nettes. Je les ai précisées dans un précédent travail sur « *Les Indications des eaux alcalines dans les diabètes sucrés.* » Il faut envoyer à Royat des malades atteints uniquement de diabètes constitutionnels (diabètes chroniques, gras, goutteux, etc.) et parmi ces malades il faut choisir ceux qui présentent les caractères suivants :

1° Diabétiques avec *azoturie normale*. L'excrétion de l'urée est normale ou voisine de la normale, 18 à 30 grammes dans les 24 heures.

2° Diabétiques avec *hyperazoturie de dénutrition.* L'excrétion de l'urée des 24 heures est très supérieure à la normale, 50 gr. et au-dessus. Mais, *et ceci est capital*, la quantité de l'*urée* excrétée *la nuit, dans le repos et le jeûne* (urines émises depuis 11 heures du soir exclusivement jusqu'à 11 heures du matin inclusivement) est *égale ou supérieure* à la quantité d'*urée* excrétée *le jour dans l'activité et la digestion* (urines émises de 11 heures du matin exclusivement à 11 heures du soir inclusivement).

Peu importe la quantité de sucre éliminée. Pour indiquer ou défendre la cure thermale, c'est l'azoturie qui compte. Cependant il est évident que la cure ne s'imposera que pour une glycosurie notable. Certains glycosuriques émettent de qnelques grammes à 20 grammes dans les 24 heures. Pour ceux-là Royat sans doute sera favorable, presque à titre préventif, mais la cure ne sera formellement indiquée qu'à partir de 40 et 50 gr. dans les 24 heures ; et elle s'imposera au-dessus de 60.

Ceci exclut de Royat les malades suivants :

Diabétiques tre-indications

1° *Diabétiques non constitutionnels* (diabète aigu, nerveux, diabète maigre, pancréatique).

2° *Diabétiques avec hypoazoturie.* — Quand l'urée est au-dessous de 12 à 15 grammes (12 gr. minimum extrême) dans les 24 heures selon la taille des malades, toute eau acaline est nuisible.

3° *Diabétiques avec hyperazoturie d'hypernutrition.* L'urée chez ces malades est très élevée : 40 grammes et plus dans les 24 heures, mais l'*urée de la nuit* est toujours *très inférieure* en quantité à l'*urée du jour.* Ces diabétiques iront aux eaux alcalines fortes : Vals, Vichy, Carlsbad.

J'insiste sur cette dernière catégorie de diabétiques et la nécessité de distinguer l'*hyperazoturie d'hypernutrition* : urée très abondante avec quantité plus grande le jour (indication *Vichy*) et l'*hyperazoturie de dénutrition :* urée abondante avec quantité égale nuit et jour ou plus grande la nuit (indication *Royat*).

Ceci explique des surprises éprouvées par maints malades et leurs médecins, après certaines cures thermales. Par exemple voici deux diabétiques d'âge et de symptômes à peu près pareils, également florides d'apparence. Tous deux rendent environ 100 à 150 grammes de sucre dans les 24 heures, et autour de 40 gr. d'urée. Le médecin les envoie ensemble aux eaux alcalines fortes, à Vichy. L'un revient enchanté après une cure bien suivie : le sucre est tombé à 40, 20 ou 10 gr., peut-être à 0 ; l'urée est restée stationnaire ou augmentée encore. L'appétit est bon, les forces sont excellentes. L'autre, au contraire, revient désolé, après une cure incomplète ou suivie jusqu'au bout à grand'peine. Le sucre est pourtant très diminué ou même disparu ; mais les forces sont tombées elles aussi ; et l'état général, bon au départ, est au retour médiocre ou mauvais. Le diabète va bien ; le diabétique va mal. Pourquoi ce résultat si différent dans deux cas si semblables en apparence ?

Eh bien si, avant de prescrire la même cure à ces deux malades, il avait été fait pour chacun d'eux une double analyse d'urine, analyse des urines de la nuit, analyse des urines du jour, on aurait trouvé pour le premier, sur les 40 gr. d'urée éliminée, 25 à 30 le jour, 15 à 10 la nuit ; et pour le second, 20 à 15 le jour, 20 ou 25 la nuit. Le premier était un diabétique avec *hyperazoturie d'hypernutrition* et il fallait en effet l'envoyer à *Vichy*. Le second était un diabétique avec *hyperazoturie de dénutrition* et il fallait l'envoyer à *Royat*.

Les bronchitiques. — Ici triomphe la vieille formule des indications de Royat : l'arthritisme. Arthritiques, tous les bronchiteux que je range à cette place le sont à des degrés divers : goutteux, uricémiques, graveleux, etc. Ces malades présentent les accidents cliniques suivants dans leurs affections des bronches :

1° *Susceptibilité bronchique*. — Ce sont des arthritiques qui s'enrhument à peu près chaque hiver ; la toux, la bronchite légère se prolongent en *queues de rhume* interminables. Ces malades sont en général emphysémateux ou le deviennent. Quelques-uns gardent, en dehors des rhumes aigus, un *léger état catarrhal des grosses bronches*. A cette catégorie de malades je joins spécialement ceux qui ont été atteints d'*influenza*. *La toux quinteuse et l'anémie fréquente* qui sont *consécutives* sont parmi les indications les meilleures de Royat.

2° *Congestion pulmonaire arthritique et goutteuse*. Ces arthritiques présentent des crises de dyspnée avec état catarrhal des bronches, ce qu'on a appelé la *forme rémittente dyspnéique* et qui n'est pour quelques-uns qu'une forme de l'asthme catarrhal, en somme de la *bronchite spasmodique*.

Mais ce sont surtout les congestions du sommet simulant le début de la tuberculose que je réclame ici. « Chez certains héréditaires goutteux, dit M. Potain (*Semaine médicale*, 1890, p. 41), on voit se produire de très bonne heure, dans la partie supérieure du poumon, un état congestif accompagné de toux fréquente, d'expectoration sanguinolente et d'un peu de fièvre, sans altération notable de la santé. A l'examen de la poitrine on trouve une diminution de la sonorité, avec affaiblissement du murmure vésiculaire et une expiration prolongée sans aucun râle. Après quelques semaines, les symptômes s'atténuent, puis disparaissent complètement.... Puis l'année suivante les mêmes accidents se reproduisent ; cette fois ils durent un peu plus longtemps, etc. » Pour M. Potain ces poussées successives aboutissent en 5 ou 6 ans à la tuberculose.

Certains d'entre ces malades ont des hémorragies; le plus souvent ils expectorent simplement des crachats striés de sang ou purement sanglants, mais la quantité de sang perdu est relativement faible, quelquefois il y a de véritables hémoptysies rares et brusques. C'est ce qu'on a appelé la *forme hémoptoïque*. Cette forme ne contre-indique pas Royat. Il faut simplement redoubler d'attention dans le diagnostic et dans la surveillance du traitement thermal. On compte ici dans ces cas de très beaux succès. Le Dr Chauvet en a publié des observations intéressantes (*Indications des eaux de Royat dans les affections pulmonaires*, Dr Chauvet, Paris, 1887).

Il faut adresser tous ces malades à Royat après la première ou la seconde poussée et lorsqu'il n'y a aucune fièvre.

Je ne parle pas des râles arthritiques de Collin, qui n'ont pas la signification importante qu'on leur a attribuée. La cure de Royat n'a pas, dans les cas que j'ai vus, modifié sensiblement ces râles.

3° *Bronchites alternantes.* — Je désigne ainsi ces bronchites chroniques dont les poussées alternent avec des attaques aiguës ou atténuées de goutte franche, des poussées eczémateuses, des diarrhées arthritiques. J'ai, entre autres observations concluantes, celle d'une polysarcique qui, venue pour une poussée bronchique, a été à la fois soulagée, presque guérie, et de ses bronchites et de ses diarrhées à répétition, pendant l'année qui a suivi la première cure. Cette dame avait fait inutilement des cures thermales successives à différentes stations. Ces bronchites revêtent fréquemment la forme sèche mais on voit aussi la forme humide : *bronchite catharrhale chronique de Ferrand, catarrhe muqueux de Laënnec*. On trouve dans la poitrine des râles humides, des sibilances ; et l'expectoration peut être abondante, jaunâtre ou blanche et adhérente au vase.

Quelle que soit la forme de la bronchite, la cure de Royat est tout à fait spécialement indiquée, car elle s'adresse non seulement à l'état local et momentané des bronches mais aussi à l'état diathésique. Tout en améliorant à coup sûr, en guérissant quelquefois la bronchite, elle diminue ou guérit aussi préventivement les poussées éventuelles de diarrhée ou d'eczéma. J'insiste sur ce point que cette cure n'atténue pas la bronchite en rappelant une poussée intestinale ou cutanée. Au contraire ; elle les évite. Je ne dirai pas la même chose des attaques de goutte aiguë (voir plus loin les indications de Royat pour les goutteux articulaires).

4° *Catarrhe sec de Laënnec*. — A cette forme appartiennent les bronchiteux à expectoration rare.

Les crachats sont nacrés, perlés, de consistance d'empois. On trouvé à l'auscultation des râles secs, muqueux et sibilants. La toux est pénible, souvent quinteuse. Certains de ces malades ont de véritables crises de dyspnée et d'oppression tout à fait disproportionnée à l'intensité moyenne de leur bronchite (*Bronchite spasmodique*). Ils se rapprochent des asthmatiques. Certains même se confondent avec les vrais asthmatiques dont ils ont, en somme, la bronchite spéciale et presque toutes les allures particulières (voir les indications pour les asthmatiques vrais).

Il faut exclure de Royat :

Bronchitiques re-indications

1°) *Les tuberculeux avérés.* — Le Mont-Dore est indiqué avec avantage pour ces malades.

2°) *Les bronchiteux non-goutteux et non-arthritiques* avec bronchectasie et expectoration très abondante (bronchite purulente, broncho-pyorrhée). Ces malades se trouveront bien des eaux sulfureuses appropriées.

3° *La bronchite putride* (gangrène des extrémités bronchiques; bronchectasie putride).

4° *La bronchite d'origine cardiaque*, avec stase sanguine et congestion pulmonaire facile.

Les Anémiques.

A. Les Chlorotiques. — 1° *Les chlorotiques vraies et chloro-anémiques.* — Sans entrer dans les théories pathogéniques je range sous ce titre les jeunes filles et jeunes femmes qui présentent les gros signes cliniques suivants : pâleur caractéristique du visage et des muqueuses, bouffissure spéciale, conservation et augmentation du tissu adipeux sous-cutané, dyspepsie et essoufflement faciles, souffles cardio-vasculaires, névralgies, dysménorrhée et aménorrhée, diminution des globules du sang et surtout de leur richesse en hémoglobine. Toutes ces malades, sauf dans certaines formes rares indiquées plus loin, trouvent à Royat l'amélioration certaine et souvent la disparition complète de tous les symptômes. Deux de ces sympômes au point de vue de la cure sont à considérer particulièrement.

— *La dyspepsie*, presque toujours hypochlorhydrique et surtout flatulente (fermentation) est par elle-même une indication de Royat, sauf les rares cas de dyspepsie hyperpeptique avec HCL libre en excès (voir au 2e groupe des indications positives les dyspeptiques).

— *Les troubles menstruels* (*dysménorrhée et aménorrhée*). Quelle que soit leur forme (je réserve les métrorrhagies qui, d'après une opinion que je partage, dépendent toujours d'états locaux et non de la chlorose) ces troubles sont une formelle indication. La certitude du succès est à peu près absolue.

J'ajoute à la suite de ces malades :

2° *Les jeunes garçons chlorotiques.* — La chlorose existe chez les jeunes hommes, quoique moins fréquente et à manifestations moins accusées, notamment chez les adolescents à l'âge des examens et des concours.

3° *Les chlorotiques à chlorose tardive.* — Ces malades *femmes* ont *de 25 à 35 ans ;* ou bien elles sont à l'âge de la ménopause. La maladie est peut-être moins tranchée que la chlorose vraie des toutes jeunes filles, mais plus lente et plus tenace. Les effets de la cure ne sont pas aussi brillants non plus. Cependant pour les femmes arrivées *à la ménopause* surtout, ils sont assez nets et assez constants, et les cures rivales équivalentes assez rares, pour que ces malades figurent au premier rang des indications de Royat.

B. Les Anémiques proprement dits.

1° *Les coloniaux*, anémiés par anémie des pays chauds, diarrhées, dysenterie, fièvres bilieuses.

2° *Les anémiés par l'anémie des mineurs.*

3° *Les convalescents*, anémiés par les maladies aiguës : spécialement par le *rhumatisme articulaire aigu* (deux mois au moins après l'attaque finie), *angines rhumatismales* fébriles, diarrhée, dysenterie, *coliques hépatiques*, *fièvre bilieuse*, septicémie. Ces malades doivent être envoyés dans un état d'apyrexie complète. Je signale encore d'une façon spéciale les convalescents d'*influenza à forme déprimante*.

Les Anémiq Contre-indicat

1° *Les chlorotiques vraies*, à forme fébrile ; les formes extrêmes qui exigent le repos absolu et le lit, avec complications : flegmasia alba dolens, métrorrhagies, ou dyspepsie hyperchlorhydrique contre-indiquée pour Royat.

2° *Les anémiques*. — Anémie pernicieuse progressive, excepté peut-être au début lorsque les ferrugineux sont indiqués ; lymphadénie, leucémie, et en général toutes les anémies symptomatiques d'affections cachectisantes.

§ II. — Indications positives secondes.

- **Dyspeptiques.**
- **Goutteux articulaires.**
- **Eczémateux.**
- **Asthmatiques et migraineux.**

Les dyspeptiques. — La dyspepsie dans ses formes diverses accompagne ou complique un grand nombre d'états pathologiques différents. Royat est indiqué pour certains de ces états. Par exemple : la chloro-anémie, l'uricémie, la goutte, et la neurasthénie. Les troubles dyspeptiques sont alors secondaires pour ou contre l'indication de la cure. Je ne parle au contraire ici que des dyspeptiques purs, ou, pour être plus vrai, des *malades chez lesquels la dyspepsie gastrique est l'affection dominante.*

J'ai spécifié les dyspeptiques atteints de *dyspepsie gastrique.* A vrai dire les gens dont l'estomac fonctionne mal n'ont pas un fonctionnement parfait de l'intestin et réciproquement. Tous les dyspeptiques sont plus ou moins des malades *gastro-intestinaux ;* mais les troubles de l'estomac et les troubles de l'intestin sont rarement d'intensité égale chez le même individu. Il y a donc des *dyspeptiques intestinaux* et des *dyspeptiques gastriques* selon que prédominent les troubles de l'intestin ou les troubles de l'estomac. C'est de ces derniers malades qu'il s'agit ici. J'inscris donc à ce rang (2e groupe des indications positives) certains *dyspeptiques dont la dyspepsie est l'affection principale et chez lesquels les troubles gastriques l'emportent sur les troubles intestinaux.* Parmi ces malades lesquels choisir ?

D'une façon générale, *tous ceux* dont la digestion est ralentie (*hypopeptiques*) et *quelques-uns* de ceux dont la digestion est accélérée (*hyperpeptiques*).

A. Hypopeptiques.

1° *Atonie gastrique.* — Ces dyspeptiques sont en général des *hypochlorhydriques simples*, c'est-à-dire sans fermentations des aliments. Chez un certain nombre le chimisme est même normal. Tous ont des troubles de la motricité, de l'atonie gastrique. C'est là le caractère distinctif de leur affection (*dyspepsie nervo-motrice de Mathieu*).

Cliniquement je signalerai quelques signes un peu particuliers, laissant les grands symptômes classiques de côté. — Hypochlorhydriques ou non ces malades se présentent ainsi. A jeun au réveil ils ne sentent pas d'ordinaire leur estomac. Quelquefois ils éprouvent un sentiment de lourdeur. Chez quelques-uns la pression sur l'épigastre est sourdement douloureuse. Il n'y a ni vomissement ni nausée, sauf des exceptions très rares. Le petit déjeuner du matin, en cas de gêne, soulage ces malades le plus souvent. Ils déjeunent à midi, avec appétit. Chez beaucoup l'appétit apparaît ou augmente après le début du repas ; et généralement c'est dans la 1re ou la 2e heure de la digestion que le sentiment de lourdeur se ressent et s'accroît. Cette lourdeur varie d'intensité. Elle serait accusée davantage et plus tardive (2e et 3e heures) chez les hypochlorhydriques. Ce n'est presque jamais une douleur aiguë mais un malaise sourd parfois extrêmement pénible, pesanteur et constriction. Quelquefois cette sensation est accompagnée d'une fatigue générale, d'une sorte de prostration comme si le travail, même non douloureux, de la digestion, épuisait le malade. Il n'y a pas d'aigreurs, peu de renvois et de gaz. Je ne parle pas ici des troubles multiples de neurasthénie qui sont de règle chez ces malades.

A l'examen, on peut trouver l'estomac légèrement distendu, ou contracté ; ou au contraire relâché et momentanément atteint d'une dilatation légère. L'analyse du suc gastrique indique, ou un chimisme normal, ou une hypochlorhydrie plus ou moins prononcée. Toutes ces analyses rentrent dans les formules suivantes d'Hayem et Winter (1).

1° A *supérieur à* 0.100

T — ou = ou +
H — ou o
C — ou + ou =
(H et C : — ou + ou =)
α — ou =

(1) Je rappelle ici, pour la lecture de ces formules et des suivantes, la valeur des signes-lettres.

A. Acidité totale : valeur normale de	0.180 à 0.200	
T. Chlore total —	0.300 à 0.340	
F. Chlore fixe —	0.102 à 0.118	
H. Acide chlorhyd. libre —	0.025 à 0.050	0.180 à 0.220
C. — combiné —	0.155 à 0.180	
α. Rapport : $\frac{A - H}{C}$ —	0.80 à 0.92	

2° A *au-dessous de* 0.100

T — ou = ou +
H o ou — } —
C — ou = ou +
α — ou =

2° *Hypochlorhydrie avec fermentation.* — C'est cliniquement la vieille « dyspepsie flatulente ».

Chez ces dyspeptiques surtout, on trouve des phénomènes gastro-intestinaux souvent d'intensité presque égale ; ils offrent tous les symptômes des malades du groupe précédent, plus accusés. Le matin à jeun, la sensation de lourdeur, de plénitude de l'estomac est assez fréquente. Il y a des renvois, des gaz, et parfois des régurgitations aigres dès le réveil comme dans la gastrite alcoolique. Les aliments mal digérés peuvent stagner encore dans l'estomac. Celui-ci est toujours distendu et assez souvent dilaté. La gêne survient en général plusieurs heures après les repas ; le plus souvent vers la 4e et la 5e heure. A la douleur sourde, pesante et étouffante, laquelle peut aller jusqu'à l'angoisse, s'ajoutent des renvois aigres, des brûlures et des régurgitations. Ces douleurs rappellent plus ou moins, par leur caractère et le moment de leur apparition, celles de l'hyperchlorhydrie. Quelquefois même les malades accusent un sentiment de tiraillement, de fatigue et de besoin qu'ils prennent pour une sensation de faim ; ce qui prête davantage à la confusion. C'est la forme de *fausse hyperchlorhydrie*. Tous ces symptômes sont plus flous que dans l'hyperchlorhydrie vraie, et moins constants ; entre tous : le sentiment de faim et le pyrosis. Ce n'est jamais la fringale souvent douloureuse, mais franche et à heure fixe des hyperchlorhydriques vrais. Un goûter léger apaise ces derniers malades ; si au contraire l'hypochlorhydrique mange, son malaise loin de se calmer augmente.

A l'examen, on trouve à la percussion l'estomac toujours distendu, quelquefois dilaté. Il importe de bien distinguer la distension de la dilatation. La sonorité tympanique de l'estomac, distendu par les gaz de fermentation, remonte en haut vers le cœur. C'est comme un ballon gonflé d'air chaud. L'estomac dilaté, au contraire, descend au-dessous de l'ombilic, comme un sac mou dont le fond plein est trop lourd.

L'analyse du suc gastrique après le repas d'épreuve est le meilleur moyen et souvent le seul pour différencier la *fausse* de la *vraie* hyperchlorhydrie. Pour les malades qui nous occupent ici (*hypochlorhydrie avec fermentation*) voici leur formule générale :

A +
T — ou = ou +
H — ou o } — ou =
C — ou + }
α — ou +

B. Hyperpeptiques. — Seule la forme atténuée de l'hyperpepsie est tributaire de Royat.

Ces malades sont des *hyperchlorhydriques avec ou sans fermentation*, mais leur excès d'acide est toujours à l'état d'*acide combiné*. Ces combinaisons, produits d'une digestion trop rapide, sont de médiocre qualité. Il est difficile et quelquefois impossible de distinguer cliniquement ces hyperchlorhydriques des hypochlorhydriques précédents, surtout lorsque ces malades ont des fermentations. On peut dire pourtant que la gêne pendant la digestion ne va pas jusqu'à l'étouffement et l'angoisse, mais les aigreurs, les brûlures sont plus cuisantes. Elles reviennent à intervalle plus régulier après les repas. Les régurgitations d'*eaux brûlantes* ne sont pas exceptionnelles. Le sentiment de faim, sans avoir la netteté de la fringale des grands hyperchlorhydriques, est plus franc. Un aliment léger soulage, surtout lorsqu'il n'y a pas de fermentation. Alors aussi la sensation d'étouffement et de plénitude est nulle ou presque. Ce qui domine c'est, avec de la pesanteur simple, les pyrosis, les régurgitations aigres, la brûlure fixe et le retour périodique des petites fringales.

Quoi qu'il en soit, le seul moyen certain de diagnostic différentiel, c'est l'analyse du suc gastrique. En voici les formules :

Hyperpepsie avec fermentation

$$
\begin{array}{l}
\quad A + \\
T + \\
\left.\begin{array}{l} H = \text{ou très légèr.} + \text{ou} - \\ C + \end{array}\right\} + \\
\alpha +
\end{array}
$$

Hyperpepsie sans fermentation

$$
\begin{array}{l}
\quad A + \\
T + \\
\left.\begin{array}{l} H - \text{quelquefois o} \\ C + \end{array}\right\} + \\
\alpha -
\end{array}
$$

s Dyspeptiques
ntre-indications

1° *Les apeptiques* (3e *degré de Hayem*) présentent la formule suivanre : cette dyspepsie est souvent liée à l'atrophie des glandes de la muqueuse gastrique :

$$
\begin{array}{l}
\quad A \ \text{o} \\
T - \\
\left.\begin{array}{l} H \ \text{o} \\ C \ \text{o} - + \end{array}\right\} \text{o} = \\
\alpha \ \text{o}
\end{array}
$$

2° Les *hyperchlorhydriques francs*. — Les symptômes cliniques sont nets : brûlures, pyrosis, fringales douloureuses ; — formule du suc gastrique :

$$\begin{array}{l} \qquad A+ \\ T+ \\ \left.\begin{array}{l} H+ \\ C+ \text{ ou } = \end{array}\right\} + \\ \alpha = \text{ ou } - \end{array}$$

3° Les malades atteints de la *maladie de Reichmann* (gastrorrhée) ;

4° De *gastrite atrophique* et en général de toutes dyspepsies symptomatiques d'une lésion organique de l'estomac.

Les goutteux articulaires. — La plupart des goutteux peuvent venir à Royat en principe. Mais pas au même titre ni avec les mêmes chances. J'ai mis au 1er groupe des indications positives les *goutteux bronchitiques* et déjà dans ce second groupe les *goutteux dyspeptiques*. D'autres affections goutteuses seront à leur place. Je place ici les *goutteux articulaires* : goutteux à attaques molles, prolongées, torpides ; goutteux anémiés, fatigués, à réaction lente. Exemples :

1° *Goutteux à accès modifiés*. — Un malade a eu plusieurs attaques de goutte classique, franchement aiguës, espacées d'une ou plusieurs années. Peu à peu il voit ses attaques reparaître plus fréquentes, il en a deux dans la même année et plus. Entre elles il y a des alertes, de petites attaques avortées. Les crises vraies duraient autrefois 10 à 15 jours. Celles-ci durent 15, 20 jours, un mois. Elles traînent. La douleur est moindre et les symptômes locaux aussi. Le siège en est plus étendu. Limitée jadis aux orteils, l'enflure douloureuse envahit les chevilles, les genoux. En même temps le malade éprouve une fatigue générale, après la période aiguë, de plus longue durée.

C'est au moment où le caractère franc de la goutte commence à se modifier que les malades doivent venir à Royat dès la première crise rapprochée et traînante. L'indication, très nette déjà, devient impérative lorsque le goutteux voit se produire quelque phénomène viscéral d'allure périodique ou chronique : bronchite, dyspepsie, diabète, ou lorsqu'il y a de l'anémie.

2° *Goutteux à accès amortis d'emblée (Rhumatisme goutteux)*. — Des malades n'ont pas eu d'accès classiques de goutte aiguë. Ils débutent par des accès traînants et mous. Le siège de la douleur et des accidents congestifs peut être exclusivement l'orteil, comme dans l'accès suraigu ; plus souvent il est moins précis et plus étendu. Il occupe tout le pied et la cheville d'emblée. Ces malades sont des rhumatisants, des uricémiques, des arthritiques pâles à petits symptômes jusqu'ici. Leurs premiers accidents goutteux prennent la forme de rhumatisme goutteux.

Voilà les deux types de goutteux articulaires à adresser à Royat. Je dois ajouter que les goutteux à accès francs qui n'ont pas encore vu ces accès perdre de leur acuité doivent préférer Royat en cas de complication viscérale à tendance chronique. A plus forte raison ceux dont les accès sont brusquement disparus, remplacés par les manifestations qui seules *expriment* leur goutte. Royat fait disparaître ces accidents, en rappelant quelquefois les accès aigus. Mais ces accidents viscéraux sont autrement graves pour l'avenir que la goutte franche articulaire. La cure thermale donne en quelque sorte un renouveau à la diathèse en renouvelant les forces du patient. Constantin Paul disait : « Royat est souverain aux goutteux dont la goutte s'amollit ou se détourne ; il leur rend toujours la goutte franche et la santé. » Cette formule est sans doute exagérée mais vraie au fond.

Les Goutteux articulaires Contre-indication

Il n'y a pas de contre-indications absolues pour les goutteux à Royat. Il n'y a que des indications plus ou moins formelles, que nous avons vues, et des indications plus discutables que nous verrons plus loin. On peut pourtant exclure :

1° *Les goutteux francs* à accès suraigus, sanguins

et congestifs ; goutteux jeunes et robutes. Les effets favorables des eaux alcalines fortes comme Vichy sont pour ces malades d'une supériorité incontestée.

2° *Les goutteux à la période ultime et cachectique de la goutte chronique*, qu'il est superflu de signaler.

Les Eczémateux. — Là encore il faut reprendre la vieille formule de Royat : l'arthritisme. Parmi les malades souffrant d'éruptions cutanées, ce sont les goutteux, les graveleux, les uricémiques, les arthritiques qu'il faut envoyer à Royat, ceux qui présentent les affections suivantes :

1° *Eczéma sec ou humide* des arthritiques et goutteux, y compris :

2° *L'eczéma lichénoïde sec*, de son nom plus moderne : *Lichen simplex chronique.*

3° Les *éruptions eczémateuses des diabétiques et des dyspeptiques.* — L'indication pour ces derniers est subordonnée aux indications de l'affection principale (diabète, dyspepsie), indiquées plus haut.

4° *Les eczémas alternants.* — J'ai déjà parlé de ces alternances d'eczéma, avec des bronchites et des diarrhées, chez les arthritiques. Et j'ai dit que, dans ces cas, l'eczéma était amélioré impunément pour les bronches et l'intestin. C'est une des plus formelles indications.

Lorsque les éruptions eczémateuses siègent sur

les muqueuses, l'indication est la même. On peut envoyer ces divers malades chroniques même pendant les poussées subaiguës. « S'il s'agit d'arthritiques, dit M. Brocq (*Traitement des maladies de la peau*, 1890) on recommandera surtout les eaux bicarbonatées... avant tout les eaux bicarbonatées chlorurées dont le type en France est Royat. Elles sont un peu excitantes et elles donnent souvent des poussées. » Je dois dire en toute conscience que ces poussées, quand elles se produisent, se modèrent et se mesurent à volonté ; qu'alors elles agissent, à la façon des topiques médicamenteux excitants, dans un sens favorable. Je n'ai vu de poussées violentes et malfaisantes que dans les traitements non indiqués, intempestifs, mal conduits ou sans aucune direction compétente.

J'ajoute à la suite des eczémateux :

Les Acnéiques. — Quoique les effets ne soient pas aussi constants sur l'acné que sur l'eczéma, ils sont encore assez nets pour que ces malades soient rangés à cette place.

L'*Acné vulgaire* des jeunes gens, des arthritiques et anémiques, et notamment de ceux qui ne peuvent supporter sans irritation les eaux sulfureuses.

Les Eczémateux
Contre-indication

J'ai limité les indications aux eczémateux arthritiques avérés. C'est donc exclure les autres eczémateux d'une façon générale, mais j'attire l'attention en outre sur une *forme particulière d'eczéma*. Cette forme présente des plaques à lésions très superficielles, d'un rouge vif, légèrement suintantes où l'épiderme semble comme décapé à peine ; ces eczémas s'irritent et suintent au contact de l'eau minérale. Le traitement interne seul est applicable et la cure est par suite d'une efficacité diminuée. Il vaut mieux exclure ces malades.

Les Asthmatiques et les Migraineux. — Je parle ici des asthmatiques vrais (*Asthme essentiel*), j'y joins les migraineux. La parenté étroite de *l'asthme* et de *la migraine* me permet de les mettre côte à côte. Je les rassemble pour une autre raison qui est particulière à Royat, c'est que les succès de la cure sont à peu près identiques chez les uns et les autres de ces malades. La moitié environ, 50 o/o, s'améliorent très nettement ou guérissent ; sur l'autre moitié l'effet est nul. Je ne crois pas qu'il y ait nombre de stations thermales dont les effets soient meilleurs ou équivalents. C'est pourquoi je classe ces malades au 2e rang des indications positives de Royat.

Il faut noter que dans les 50 o/o d'améliorés ou de guéris je ne compte que les cas où les effets ont été durables plus ou moins. J'en exclus absolument les malades chez lesquels ces effets favorables se sont bornés au temps de la cure. L'air, le repos, seuls ont de ces effets momentanés. D'ailleurs assez souvent il se passe, — pour la migraine surtout, — un fait curieux. Les crises pendant la cure même diminuent d'intensité mais augmentent en fréquence. C'est dans l'année ou les années qui suivent que l'amélioration se manifeste et que les crises se raréfient ou disparaissent. Plusieurs malades m'ont même accusé des retours de migraines après leurs cures, uniquement pendant les quelques jours où, sur mon conseil, ils buvaient périodiquement de l'eau de Royat dans les mois d'hiver et de printemps.

Il serait certes intéressant de distinguer les asthmatiques et les migraineux améliorés par le traitement; et ceux qui y sont rebelles. Je ne le puis d'une façon ferme. J'ai vu des cas légers résister; et des cas graves céder presque complètement. Et j'ai vu le contraire aussi. Néanmoins peut-être peut-on dire que les malades très arthritiques, petits goutteux, graveleux, *d'un nervosisme modéré*, sont ceux qui obtiennent le meilleur et le plus sûr résultat.

Je n'ai aucune *contre-indication* précise à signaler à propos de ces malades. La cure thermale de Royat est pour eux à essayer avec une chance sur deux de guérison ou d'amélioration.

CHAPITRE II

LES INDICATIONS ÉVENTUELLES

---

§ Ier. — Indications éventuelles premières

- Neurasthéniques
- Petits goutteux
  - *Névralgies et myalgies.*
  - *Gravelle.*
  - *Lithiase rénale.*
  - *Laryngites et pharyngites.*
  - *Trachéite chronique.*
- Albuminuriques.
- Femmes à la ménopause.

AFFECTIONS A L'ÉTUDE

- Tabes dorsalis.
- Entérite muco-membraneuse.

Les Neurasthéniques. — Les neurasthéniques pourraient être placés entre les *Indications positives* et les *Indications éventuelles*, dans un groupe intermédiaire. La fréquence des effets favorables de Royat, et le petit nombre de stations thermales d'égale efficacité m'y autoriseraient. Mais beaucoup de neurasthéniques souffrent d'une affection prédominante qui — cause primitive, ou effet secondaire — prime les désordres neurasthéniques généraux. Dyspeptiques, goutteux, diabétiques, etc., peuvent avoir de la neurasthénie. Pour ceux-là les indications des eaux minérales sont celles de leurs affections particulières ; et j'ai donné ces indications à leur place.

En outre la neurasthénie, en dehors des localisations spéciales (estomac, intestin, etc...), est une maladie diverse à symptômes multiples, qui demande souvent des médications également diverses et nombreuses. Les cures thermales, à mon avis, ne sont alors qu'une de ces diverses médications. Elles ne font, comme chacune, que concourir à un traitement progressif et complet. La cure de Royat, au premier rang parmi les cures thermales appropriées, n'a cependant que sa place particulière dans un traitement méthodique de certains neurasthéniques. C'est pourquoi j'ai mis au premier groupe des Indications éventuelles les *neurasthéniques purs*, c'est-à-dire, les malades qui ont à soigner surtout les troubles généraux de la neurasthénie.

Parmi ces malades je réclamerai pour Royat :

1° Les Neurasthéniques, de date pas trop ancienne, à symptômes légers ou moyens.

Ces malades appartiennent à la famille des neuro-athritiques, goutteux personnels ou héréditaires, migraineux, graveleux, asthmatiques ou descendants de tels malades. J'ai dit que leur neurasthénie peut être légère ou d'une intensité moyenne dans tous les symptômes aussi bien psychiques que physiques : agitation ou apathie, attention impossible, indécision douloureuse, dégoût général, etc..., et céphalée, rachialgie, insomnie, etc...

A mon avis, on peut classer tous les neurasthéniques en deux groupes : 1° *Les occupés;* 2° *Les oisifs.*

J'entends par *occupés* les gens qui sont astreints à un travail assidu et obligatoire ; tous ceux qui ont une profession et un métier actifs. Les *oisifs*, ce sont les autres, mondains très occupés souvent mais sans autres obligations que leur caprice : plaisir, passion ou fantaisie.

Je crois les premiers (s'ils peuvent, chaque fois qu'il le faut, se reposer le temps nécessaire au traitement) plus capables de guérison vraie que les seconds. Le souci du traitement chez les *oisifs* dégénère très vite en une occupation unique, permanente et indéfinie, qui prolonge indéfiniment les troubles psychiques de la maladie, incapacité d'attention, aboulie, souci exagéré du *moi*, hypochondrie, etc., et par suite tous les autres troubles. Le début de la maladie a une réelle valeur pronostique ; et il n'est pas identique en général chez les oisifs et chez les occupés.

Chez les *occupés* le début est le plus souvent assez franc. Ils se plaignent d'abord de leur incapacité imprévue dans leurs affaires : difficulté douloureuse de l'effort attentif, puis impossibilité de cet effort, fatigue inusitée pour leur besogne ordinaire suivie d'une désaffection pour cette besogne qui va croissant jusqu'au dégoût ; volonté faiblissante, irrésolution pénible, etc. Ces malades sont des commerçants, des industriels, des administrateurs, gens actifs, à décision prompte, à volonté ferme. Les symptômes neurasthéniques, qui les touchent dans leur vigueur morale les frappent vivement dès le début et bientôt les irritent et ainsi favorisent la maladie. Rapidement et presque ensemble les autres signes physiques apparaissent.

Chez les *oisifs* au contraire la neurasthénie en général s'établit insidieusement. Le début est vague, lent ; la cause indéterminée. Si au contraire, comme il arrive quelquefois, les premières manifestations du mal sont franchement apparues après une cause précise : fatigue exagérée, surmenage habituel, émotions... etc., de quelque ordre que soient ces différentes causes, le pronostic est meilleur.

C'est dès la première ou la seconde crise au plus tard qu'il faut envoyer ces malades à Royat, malades occupés ou oisifs, et de préférence ceux dont la neurasthénie moyenne a eu un début assez franc et une cause occasionnelle assez déterminée. La grande affaire est de tonifier ces malades, neuro-arthritiques presque toujours, sans les exciter ; on y arrive très bien à Royat par une cure sagement conduite.

Je dois signaler quelques symptômes particuliers pour lesquels j'ai eu notamment des effets favorables.

Troubles de motilité, faiblesse des membres inférieurs. — C'est surtout chez les femmes que j'ai observé cette complication. La faiblesse des membres inférieurs allait parfois jusqu'à une quasi-impotence. Mais cette semi-impotence était toujours intermittente dans la même journée. Sans entrer dans les détails de la direction de la cure, je dirai que j'ai eu dans ces cas de bons résultats grâce à l'emploi de grands bains hydro-électriques. Ce sont des bains d'eau minérale dormante où passe un courant de 80 à 100 milliampères et plus, tantôt ascendant, tantôt descendant selon les indications.

Cardialgies et palpitations. — Beaucoup de neurasthéniques ont des palpitations qui reviennent à intervalles plus ou moins longs ; quelquefois ce sont de véritables crises de tachycardie paroxystique. Chez certains ces troubles cardiaques s'ajoutent aux autres troubles et vont de pair avec eux ; chez d'autres leur intensité domine tout et ils constituent à peu près seuls toute la neurasthénie. C'est en somme, sous cette forme, *la névropathie cérébro-cardiaque de Krishaber*. La cure thermale améliore beaucoup ces malades, surtout quand les palpitations, quoique fréquentes, n'ont pas tendance à s'installer en tachycardie presque continue. Il faut, pour ces derniers malades, faire avec grand soin le diagnostic et s'assurer que la tachycardie est uniquement de nature nerveuse, car la cure thermale de Royat est formellement contre-indiquée et dangereuse dans tous les cas de tachycardie symptomatique, si faible soit la lésion cardiaque.

Dyspepsie. Entérite muco-membraneuse. — J'ai donné longuement plus haut les indications des dyspepsies gastriques. Je donne plus loin les indications de la dyspepsie intestinale ; notamment avec entérite muco-membraneuse.

2° Les Neurasthéniques à grands symptômes et à allure grave.

Ces malades sont en général des névropathes purs, des hystéro-épileptiques et souvent même d'hérédité vésanique. Les stigmates neurasthéniques chez beaucoup d'entre eux ne sont, je crois, que des manifestations d'un état nerveux ou mental profond, constitutionnel. Cet état permanent, qui est la façon même de ces individus d'évoluer dans la vie, est bien plus grave que toutes ses manifestations momentanées et changeantes. On ne peut guère avoir sur lui qu'une action modérée, quelquefois nulle.

Heureusement tous les grands neurasthéniques ne sont pas tels. Il y en a qu'on peut améliorer et même guérir. Il faut donc le tenter chez tous. Pour moi, c'est presque uniquement chez des femmes que j'ai vu cette forme, et toujours chez des femmes de luxe, mondaines, riches et oisives.

C'est pour ces malades que les cures thermales ne sont qu'un élément utile du traitement complexe. C'est après une amélioration sensible déjà, par exemple dans ces grandes formes dépressives qui nécessitent l'isolement, la suralimentation, le repos complet (méthode de Weir Mitchell plus ou moins modifiée) ; c'est après l'amélioration obtenue par l'une de ces médications que Royat agira utilement. La cure achèvera de tonifier le malade sans excitation et affermira pour une durée plus grande le résultat favorable acquis. Dans d'autres cas, c'est après ou avant des cures d'altitude à 1000 m. et au-dessus, des cures d'hydrothérapie très froide, qu'il faudra les adresser ici. En résumé, ce n'est jamais en pleine crise qu'il faut conseiller à ces grands neurasthéniques la cure thermale de Royat. Cette cure ne peut être pour eux qu'un échelon dans le traitement méthodique et progressif, et jamais le traitement unique et total.

J'ajouterai que pour les neurasthéniques, quels qu'ils soient, la limite de 21 jours assignée à la cure est particulièrement ridicule. Il faut à ces malades des cures mesurées et variables selon chaque individu ; et d'une façon générale, des cures prolongées, d'un mois et plus.

Les Neurasthéniq Contre-indicati

Il n'y a pas, comme pour la goutte, de contre-indications absolues pour la neurasthénie. C'est affaire d'expérience médicale personnelle. En formulant les indications j'ai fait des réserves, qui sont la plupart relatives. Ces réserves s'appliquent :

Aux neurasthéniques sans aucune hérédité ou signes personnels d'arthritisme ;

Aux épileptiques et aux vésaniques.

En outre les grands neurasthéniques ne doivent pas venir à Royat dans les périodes de *dépression intense ou d'hyperexcitation.*

Les petits goutteux. Ce sont des diathésiques qui n'ont jamais eu la « goutte » au sens restreint du mot, aucun accès articulaire aigu ou subaigu.

Ils sont d'hérédité goutteuse, arthritique tout au moins. Ils descendent de goutteux francs ou de diabétiques, d'asthmatiques, de migraineux, de graveleux. Eux-mêmes présentent ou ont présenté certains accidents qui sont les indications particulières que je place ici.

1° *Douleurs : myalgies, névralgies.* — Ces douleurs, sans être absolument fixes, gardent une prédilection pour tel ou tel groupe de nerfs ou de muscles. Ainsi avec quelques douleurs errantes, les malades se plaignent de sciatiques (*goutte sciatique*) ou de *lumbago* ; d'autres auront du torticolis, ou une névralgie brachiale. La durée et l'intensité de ces douleurs sont très variables mais peuvent être considérables. D'ordinaire les malades, qui d'ailleurs avec ces misères ont une bonne santé, se plaignent de « leurs rhumatismes ». J'ajoute à ces accidents les plus communs d'autres également fréquents, les *entéralgies* accompagnées parfois d'entérite muco-membraneuse. J'ai vu une sciatique à allure particulière, liée à de l'entéralgie. Les douleurs venaient par crise périodique, tous les 20 ou 30 jours, et duraient 12 à 48 heures. Elles s'accompagnaient d'émission d'urines claires, d'une grande abondance et, ce qui est plus curieux, chargées d'une quantité énorme d'urée. Dans un cas l'urée se précipitait abondamment au fond du verre si l'on ajoutait un peu d'acide nitrique ; fait à noter : la malade était au régime lacté presque absolu. J'ai eu de très beaux résultats dans ces cas à Royat. Pour l'entérite muco-membraneuse j'en parlerai plus loin.

2° *La gravelle.* — A peu près tous les petits goutteux rendent de l'acide urique en excès. Leurs urines laissent déposer du sable rouge ; quantité et fréquence varient. Ils rendent en général ce sable par crise, à la suite de fatigue ou d'un écart de régime. Cette émission de sable rouge est le symptôme le plus commun, presque caractéristique. Il se surajoute presque toujours aux diverses misères dont les uricémiques se plaignent. Il faut les envoyer à Royat surtout s'ils sont fatigués, anémiés, nerveux, ou s'ils ont, ce qui n'est pas rare, quelque tendance à la bronchite, à la dyspepsie et à la neurasthénie.

Le plus souvent ce sable rouge ne détermine aucune douleur ; quelquefois il occasionne des douleurs sourdes dans la région des reins ; quelquefois enfin la gravelle se complique de lithiase rénale et la colique néphrétique éclate.

3° *Lithiase rénale, colique néphrétique.* — Ici encore Royat est indiqué mais avec circonspection. C'est aux lithiasiques fatigués, à long intervalle des coliques, lorsque ces malades sont redevenus de simples graveleux, qu'il faut conseiller Royat. Un signe très net d'indication, c'est le taux de l'urée. Quand la quantité d'urée, émise dans les 24 heures, est faiblement normale, ou tend à descendre au-dessous de la moyenne, la cure de Royat est préférable à toute autre. On peut alors envoyer ces derniers malades, même à proximité d'une crise de coliques néphrétiques (2 ou 3 mois après). La conduite de la cure doit varier selon les cas, et ces malades sont d'une direction délicate et minutieuse. Quoique je n'aie pas à entrer ici dans ces détails de traitement thermal, je dois dire pourtant qu'il faut *laver* les reins de ces lithiasiques à coliques relativement récentes, bien assurer leur perméabilité rénale avant de les soumettre aux pratiques thermales les plus actives.

4° *Catarrhe des voies respiratoires supérieures :*

a) *Catarrhe naso-pharyngien ;*

b) *Pharyngite catarrhale chronique ;*

c) *Angine glanduleuse ;*

d) *Laryngite catarrhale chronique simple.*

Je groupe ici ces diverses affections, parce que très souvent elles se rencontrent ensemble chez le même individu ; et qu'elles sont souvent aussi secondaires l'une à l'autre. Les goutteux et les arthritiques en général, sont extrêmement sujets à ces inflammations catarrhales chroniques, notamment à la *pharyngite simple* et à ce qu'on a appelé l'*angine glanduleuse.* Je n'entre pas dans les discussions qu'a provoquées cette dernière affection, peut-être mieux définie aujourd'hui sous le nom de *pharyngite folliculaire hypertrophique*. Pour plus de simplicité j'inscrirai ici les malades souffrant de pharyngite catarrhale chronique avec des granulations pharyngées, quelle que soit des deux la lésion dominante.

Je mentionnerai spécialement les *pharyngites à forme sèche* des *diabétiques* et des *albuminuriques*. Malgré la tendance des arthritiques pour les catarrhes des voies respiratoires supérieures, et surtout pour la chronicité, ils n'en sont pas seuls frappés. Les non arthritiques présentant les mêmes formes doivent être au même titre adressés à Royat, notamment les neurasthéniques ; et tous ceux d'entre ces malades que les eaux sulfureuses irriteraient trop. Je mets à la suite :

5° *La trachéite chronique*, surtout la trachéite consécutive à l'influenza, à des bronchites répétées. La bronchite passée, les signes sthétoscopiques entièrement disparus, il reste de la toux à timbre spécial, une douleur sourde derrière le haut du sternum, et des altérations de la voix. Ces malades sont atteints de trachéite chronique, affection persistante et rebelle. Les arthritiques n'y sont particulièrement sujets que par suite de leurs fréquentes bronchites à répétition. J'ai séparé les indications de la trachéite chronique et celles des bronchites chroniques, car les effets de la cure n'ont pas une égale efficacité ; et par conséquent les indications ne doivent pas être sur le même plan.

Petits Goutteux
Contre-indications

Il n'y a guère de contre-indications particulières. Ce sont ici des choix à faire entre plusieurs stations thermales réclamant à titre à peu près égal les mêmes malades. Ce choix dépend de l'expérience et des préférences propres du médecin traitant. Néanmoins, en principe, si le malade est fort, sanguin ; ou s'il est en période de crise, tout près d'une colique récente ou en imminence de crise prochaine ; s'il a des sensations menaçantes du côté des reins, il faut préférer les eaux à peine minéralisées et diurétiques par leur masse : Vittel, Évian, Contrexéville.

Les albuminuriques.

1° *Les albuminuriques diabétiques, dyspeptiques* qui par la forme de leur diabète ou de leur dyspepsie relèvent de Royat.

2° *Les albuminuriques arthritiques* qui rendent de l'albumine à dose massive, 4 et 5 grammes dans les vingt-quatre heures, ou à dose légère, 0,50 centigrammes et moins. Dans cette catégorie il convient de compter les *albuminuries pré-goutteuses ;* les graveleux ou anciens graveleux dont les urines sont albumineuses.

3° *Les brightiques.* — Anciens goutteux souvent, aux premières périodes de la maladie.

Pour ces divers malades les effets de Royat sont à peu près identiques au point de vue général. La cure relève les forces et tonifie. L'action sur l'albumine elle-même est diverse. Le plus souvent la quantité éliminée diminue ou reste stationnaire. Rarement elle augmente et rarement disparaît. Ce dernier effet si favorable se produit de préférence chez les dyspeptiques et les diabétiques qui commencent à éliminer de petites quantités d'albumine. J'ajoute que dans certains cas Royat peut être conseillé aux albuminuriques, souvent très anémiés, pour leur anémie, et à ce point de vue le succès est presque constant.

Les Albuminuriques Contre-indications

1° Tous les malades atteints de *néphrite aiguë.*

2° Les albuminuriques chez lesquels l'*artério-sclérose* est *avancée*, et surtout s'il y a une *lésion* de l'*orifice aortique.*

3° Les albuminuriques *cardiaques* présentant des signes d'insuffisance manifeste surtout due au myocarde. La *tachycardie* prononcée et permanente est une contre-indication des eaux minérales en général et de Royat en particulier.

4° Les albuminuries des *fébricitants*, des *cachectiques*, etc. rentrent dans les contre-indications générales, je n'y insiste pas.

Les femmes à la ménopause. — J'ai parlé, aux indications positives, des femmes atteintes de chlorose tardive, notamment de chlorose survenue vers l'âge critique. C'est sans doute la plus formelle indication pour les *accidents de la ménopause ;* ce n'est pas la seule. En voici d'autres moins impératives mais très utiles néanmoins.

Dysménorrhée en ses formes diverses. Etat nerveux secondaire. — Les règles sont douloureuses, incomplètes, il se produit parfois des hémorrhagies de suppléance, nasales, stomacales, intestinales, etc. La cure diminue considérablement les accidents, régularise les règles ou les fait cesser sans douleurs et relève surtout les forces faiblissantes des malades.

Les Femmes à la Ménopause Contre-indications

Les métrorrhagies, quelles qu'en soient les formes et les causes, contre-indiquent Royat.

Affections a l'etude

Le tabes dorsalis. — C'est depuis 3 à 4 ans seulement qu'on a recommandé Royat dans le tabes dorsalis. Mon confrère le Dr Laussedat a publié, dans un travail sur ce sujet, un certain nombre d'observations très favorables ; et il donne des indications fermes de la cure pour les *tabétiques* *au début*; notamment pour les *douleurs fulgurantes* et pour l'*incoordination commençante.*

J'ai soigné personnellement, et uniquement par le traitement thermal, 3 tabétiques à Royat. J'ai eu deux résultats nuls et un beau succès. Ce dernier tabétique présentait une très légère incoordination mais des douleurs musculaires violentes, de la constriction thoracique extrêmement pénible et surtout des crises viscérales (vésicales le plus souvent) intenses et fréquentes. L'amélioration des douleurs a été rapide, considérable et durable.

Il reste néanmoins à recueillir encore des observations concluantes, de façon à placer l'indication à son rang; et aussi à bien déterminer la direction assez délicate de la cure.

L'entérite muco-membraneuse. — Bien des malades qui viennent soigner à Royat une affection dominante (dyspepsie, neurasthénie, etc...) sont atteints secondairement d'*entérite muco-membraneuse.* Cette affection, commune surtout chez les femmes, a souvent nécessité, au cours de la cure, une attention et des soins particuliers. On a donc été amené à soigner spécialement cette affection secondaire; et ainsi fut installé à l'Etablissement thermal, à côté de la vieille et brutale douche ascendante, un service d'irrigations intestinales alimenté d'eau minérale, à pression et à température variables.

Ce sont en réalité pour l'effet, de *grands lavements alcalins* tièdes ou chauds. L'eau minérale est à la fois excitante par certains principes minéraux et calmante par l'acide carbonique qu'elle garde. Il y a, je crois, quelque rapport dans l'action de l'eau en contact avec la muqueuse intestinale, dans les cas d'entérite, et l'action de la même eau en contact avec la peau dans les cas d'eczéma.

J'ai obtenu pour ma part des effets très divers qui vont de succès brillants à des résultats nuls et d'autres franchement mauvais. Si, grâce à des observations nettes et assez nombreuses, on arrive à déterminer les cas où le succès est la règle, l'entérite muco-membraneuse seule serait une indication importante de Royat. Plombières, qui est la station de choix dans ces cas, et par ses eaux et par son installation, a une action essentiellement sédative. La cure peut fatiguer outre mesure et déprimer certains malades. Ceux-là pourraient peut-être trouver avantage à venir à Royat. Actuellement je crois que la cure est favorable pour les intestins atones, quand l'irritabilité musculaire et nerveuse locale n'est pas excessive, et quand la muqueuse ne s'irrite et ne s'enflamme pas trop facilement. Il y a, je le répète, une analogie manifeste avec les eczémas cutanés.

§ II. — Indications éventuelles secondes.

A. Cas justiciables du traitement thermal.	**Métrites et stérilité** consécutive. **Vaginisme.** **Varices.** **Arthritisme** à manifestations mal déterminées.
B. Cas qui devront tantôt user, tantôt s'abstenir du traitement thermal.	**Vieillards fatigués.** **Déprimés par causes morales.** **Certains syphilitiques.**
C. Cas qui devront s'abstenir toujours du traitement thermal.	**Nervosisme** vague. **Valétudinaires** justiciables de cures d'air et d'altitudes faibles ou progressives.

Cette dernière classe est la plus vaste ; et les limites en sont flottantes. Je répète tout de suite que les indications de cette catégorie, éventuelles dans toute la force du mot, n'ont pas le caractère ferme des précédentes, y compris les *indications éventuelles premières*. Si l'on se reporte au schema de la classification générale que j'applique ici, on voit que cette classe comprend, pour chaque station thermale, tous les valétudinaires auxquels la station n'est pas nuisible. C'est dire que quantité de villes d'eaux pourront y inscrire à titre égal une même liste assez longue d'affections. Les médecins traitants et leurs clients choisiront l'une ou l'autre pour des motifs d'ordres divers, ceux d'ordre médical étant équivalents à peu près. Royat ne fait pas exception. On pourrait donc à la rigueur énumérer simplement ici les cas pour lesquels le séjour dans la station offre un danger précis, et y appeler tous les autres.

Il faut distinguer cependant, entre les simples villégiateurs et touristes, et d'autre part, les gens — (je ne veux pas dire les malades) — qui viennent dans un intérêt quelconque de santé ; et je rangerai ceux-ci, qui m'occupent seuls, en trois catégories :

— Ceux qui devront suivre un traitement thermo-minéral si léger qu'il soit.

— Ceux qui devront s'abstenir du traitement thermo-minéral, et qui viendront, soit pour une cure d'hydrothérapie froide (eau douce), d'altitude et d'air ; soit simplement pour la cure d'air et d'altitude.

— Entre ces deux groupes il convient d'en placer un troisième intermédiaire, celui des malades qui devront user ou s'abstenir des eaux minérales selon des circonstances individuelles et accidentelles.

Je ne peux plus guère procéder ici par indication de malades très caractérisés, mais, sauf exception, par indication de diathèses et par groupement vaste d'affections de même ordre. Je commencerai toutefois par les indications les mieux précisées.

A. CAS JUSTICIABLES DU TRAITEMENT THERMAL

Les femmes atteintes de métrites.

1° *Métrite parenchymateuse*, surtout chez les arthritiques ;

2° *Suites de curetage ;*

3° *Ulcérations douloureuses du col*, et *Leucorrhées* qui en sont la conséquence.

4° Je note ici la *stérilité* occasionnée par l'acidité des sécrétions des muqueuses enflammées chroniquement. La cure alcaline, notamment par les bains avec l'usage du spéculum, peut être efficace. J'ai vu un cas qui dans les circonstances toute particulières où il s'est présenté, est à mes yeux un résultat certain du traitement thermal alcalin.

Il faut chez toutes ces malades qu'il n'y ait pas trace d'inflammation, même assez lointaine, des annexes et des tissus voisins, sinon Royat est formellement contre-indiqué. Métrites Contre-indicati

5.

Les femmes atteintes de vaginisme. — Le *vaginisme* se rencontre chez les jeunes filles et les jeunes femmes. On ne le traite guère que chez celles-ci. C'est une hyperesthésie douloureuse de la vulve et du vagin, le plus souvent accompagnée de contractions spasmodiques, et qui empêche quelquefois de façon absolue tout rapport sexuel ; cette affection assez rare peut être *essentielle* ; et dans ce cas elle dépend d'un état nerveux général : hystérie, etc... Ordinairement elle est *secondaire* à des lésions locales légères, fissures, herpes, eczéma, inflammation banale, etc. Quelle que soit la cause, Royat peut avoir de très bons effets et amener même la guérison. Les douches d'acide carbonique notamment ont une action excellente.

Les variqueux. — C'est le Dr Ed. Fredet qui, le premier, je crois, a attiré l'attention sur les bénéfices réels que les variqueux peuvent retirer d'une cure aux eaux de Royat. Tous les bains tièdes ou chauds ont une action favorable sur les membres alourdis par les varices. Les bains thermaux alcalins de Royat ont dans ce cas une efficacité particulière pour diminuer et résoudre les gonflements, et les indurations variqueuses. L'ulcère n'est pas une contre-indication. Mais il faut surveiller le malade de plus près, surtout quand la peau rougie, violacée, est très amincie sans être ulcérée encore. Dans ce cas on doit éviter l'irritation trop vive qui amènerait l'ulcération.

Les arthritiques à manifestations vagues. — Ce sont des gens dont les troubles sont aussi multiples que peu accentués. Ce qui domine c'est une très légère uricémie. Les uns se plaignent de *douleurs vagues et mobiles dans les membres.* Les autres — peut-être les plus nombreux — de *raideur* et parfois de *craquements articulaires.* Ceux-ci de vague *susceptibilité des voies respiratoires,* enrouements, toux d'irritation éphémère ; ceux-là de *digestions* parfois un *peu longues,* etc., tout cela à peine accusé le plus souvent et toujours fugace.

B. CAS INTERMÉDIAIRES QUI DEVRONT TANTOT USER, TANTOT S'ABSTENIR DU TRAITEMENT THERMO-MINÉRAL

Les vieillards fatigués. — En général tous les vieillards atteints d'une affection qui réclame une cure thermale alcaline très douce et tonique ; ces malades à cause de leur âge doivent être traités avec de grands ménagements. La cure de Royat sera recommandée surtout dans les cas de bronchite chronique, de dyspepsie, de fatigue et d'anémie consécutives à quelque affection aiguë bien supportée. J'ai soigné avec succès notamment maintes personnes âgées qui avaient été éprouvées par des attaques répétées d'influenza. Je n'ai pas besoin de dire que le traitement chez elles doit être minutieusement surveillé, souvent interrompu et parfois supprimé. Il faut d'abord faire grande attention à l'état du cœur et des vaisseaux, avant de les envoyer à Royat, avant de les mettre au traitement thermal et pendant ce traitement.

Les déprimés par causes morales. — Tous les déprimés, quelles que soient les causes de leur dépression, tireront bénéfice d'un séjour à Royat. Les déprimés par surmenage physique ou intellectuel rentrent, la plupart, dans la classe nombreuse des neurasthéniques plus ou moins atteints. J'en ai parlé dans les chapitres antérieurs. Je place ici les *déprimés par causes morales*. Ce ne sont pas des neurasthéniques et ce serait une erreur de les y ranger. On n'y arrive qu'en grossissant et en dénaturant, les « symptômes » (?) de leur état. Ces « symptômes » sont trop fins, trop de nuances pour être classés. A la vérité ils échappent à la médecine, surtout à la médecine livresque. C'est donc une indication de psychologie courante et pratique que je signale ici, et qui, je crois, n'en a pas moins de valeur.

Des parents qui ont perdu des enfants, surtout

des mères déjà vieilles, des maris ou des veuves qui restent seuls à un âge avancé, sont souvent atteints de prostration physique accentuée que prolonge la continuité obsédante et fixe de leurs souvenirs. Ces personnes ont un besoin urgent de sortir de leur milieu accoutumé. En même temps elles répugnent aux distractions franchement offertes, à tout ce qui les arracherait trop brutalement de leur peine intime. Il faut donc les en tirer lentement, avec douceur et sans éclat. Je crois que Royat, entre les stations diverses, leur est un séjour choisi. Elles y trouveront en effet un traitement thérapeutique thermal d'une graduation facile, le calme de la vraie campagne avec l'air pur et fortifiant des hautes vallées aux végétations robustes et des montagnes proches ; le repos, la retraite, et aussi les distractions variées : promenades, luxe mondain, concerts, casino, théâtre, dont le voisinage, doucement et à leur insu, éclairera leur mélancolie et la dissipera.

Les syphilitiques. — J'inscris encore les *syphilitiques* fatigués par un traitement mercuriel intensif, notamment après des séries d'injections sous-cutanées de sels de mercure. Tous ceux de ces malades que, pour des raisons quelconques, on ne pourra envoyer aux stations d'eaux sulfurées-sodiques, comme Luchon, Barèges, etc., ou chlorurées sulfurées, comme Uriage, se trouveront bien de Royat. J'en ai eu plusieurs cas à soigner. Un traitement léger d'eau en boisson et de bains, ou, dans d'autres cas, d'hydrothérapie simple, les promenades, le repos et l'air des montagnes les tonifient très efficacement et aident ainsi à la médication spécifique antérieure.

De tous les malades de ce groupe les uns suivront un traitement thermal, les autres s'en abstiendront. La distinction se fera facilement sans règle fixe et individuellement. Le médecin traitant en adressant ses malades peut déjà recommander ou interdire l'usage des eaux ; d'autres fois c'est le médecin consultant de la station qui jugera la conduite à suivre la plus sage. Tantôt cette conduite est indiquée péremptoirement par l'état du malade ; tantôt, c'est l'expérience ou les préférences toutes personnelles du médecin traitant ou consultant qui décideront.

C. CAS QUI DEVRONT S'ABSTENIR DU TRAITEMENT THERMAL

Tous les gens atteints de nervosisme vague et en général tous ceux qui ont besoin d'hydrothérapie froide. Ceci s'adresse notamment aux personnes qui habitent loin des centres et qui n'ont pas d'installation hydrothérapique suffisante à proximité ; à ceux qui, habitant les grandes villes, doivent joindre à la cure d'hydrothérapie, l'action calmante et tonifiante de l'air des montagnes d'altitude modérée.

Toutes les personnes à qui une cure d'air et d'altitude moyenne est recommandée, spécialement les personnes qui, avant une cure de haute altitude, ont besoin d'un séjour préparatoire à des altitudes progressives. Et ceci est en quelque sorte une indication des stations d'Auvergne en général. Parmi elles, Royat à ce point de vue me paraît s'indiquer, par sa situation au bord même du massif central, comme la première étape vers des altitudes élevées.

D'ailleurs des projets de travaux considérables, projets très avancés déjà et très près de l'exécution, feront, dans un avenir prochain, de Royat non pas seulement une station, mais un centre unique pour les cures d'altitudes moyennes et progressives. Je n'insiste pas davantage sur ce sujet des cures d'air et d'altitude à Royat, c'est l'objet d'un autre travail spécial, qui sans doute sera bientôt nécessaire.

Je n'ai pas de *contre-indications* particulières à

noter ici en regard d'indications aussi éventuelles. Je ne pourrais que copier la liste courante des quelques contre-indications formelles des eaux thermo-minérales en général, ce qui est inutile.

APPENDICE

Eaux transportées. — Cures a domicile

A la fin de ce travail, je dois dire un mot de l'usage des eaux transportées et des cures à domicile. Elles n'ont pas certes l'efficacité des traitements à la station, encore qu'elles soient souvent d'une incontestable utilité, notamment pour soutenir et prolonger les bons effets d'une cure antérieure aux sources mêmes.

Leurs indications ne diffèrent pas des indications générales exposées au long des chapitres précédents. D'ailleurs à ceux des malades qui sont venus se soigner à la station il est exceptionnel que les médecins traitants ne prescrivent pas l'usage à domicile de l'eau minérale selon des conditions déterminées. Il y a en effet quelques règles à suivre. Si l'usage est bon, l'abus peut être très mauvais.

La *source César* pourra être conseillée aux dyspeptiques légers, aux gastralgiques, aux personnes qui ont l'habitude de boire une eau minérale aux repas. On pourra l'alterner avec les eaux de Saint-Galmier, de Vals, et aussi de Vittel, de Contrexéville et de Pougues. Elle remplacera souvent l'eau de Seltz avec avantage ; on pourra en prolonger l'usage assez longtemps à table. Je dis assez longtemps car il ne faut jamais boire indéfiniment de l'eau minérale, même faiblement minéralisée. Il est bon d'interrompre après un mois d'usage quotidien.

C'est, à mon avis, la source spéciale de Royat pour figurer sur la table. Les autres sources — essentiellement médicinales — doivent être prises sauf exception, en dehors des repas, à des doses et à des heures déterminées.

En premier lieu la *source Saint-Mart* qui représente l'eau minérale moyenne de Royat. C'est elle qui à domicile me paraît répondre au plus grand nombre d'indications. Goutteux et petits goutteux (goutte articulaire et viscérale), migraineux, graveleux, dyspeptiques atoniques (ces deux derniers groupes en useront avec précaution), et en général tous les arthritiques à manifestations molles, se trouveront bien d'un usage réglé de cette eau. Je conseille, pour ma part, de la boire régulièrement pendant quelques jours chaque mois, ou bien de faire 2 ou 3 cures de 25 jours environ dans l'hiver et le printemps, et de plus en été, si l'on ne vient pas à Royat. Il faut boire l'eau à jeun, avant ou après les repas, selon les indications particulières : doses : 1/2 à 2 verres. Il est quelquefois bon — quand les urines ne sont pas assez abondantes — de joindre l'usage à table de l'eau de César, qui est diurétique.

Restent les sources *Saint-Victor* et *Eugénie*, d'emploi plus restreint à domicile, mais pas d'utilité moindre. La source *Saint-Victor* se recommande aux chlorotiques, aux anémiques etc., parmi les eaux ferrugineuses, entre les eaux d'Orezza et de Bussang, par exemple. On peut en faire boire aux repas, mais je préfère la méthode indiquée pour l'eau de Saint-Mart.

La *source Eugénie* se transporte en moins forte quantité que les précédentes. Elle peut pourtant rendre service, notamment dans les catarrhes bronchiques, et diverses inflammations chroniques des voies respiratoires des arthritiques. On la prendra le matin à jeun de préférence et le soir au coucher. Je recommande aussi cette eau de la *source Eugénie, en fumigation*. Pendant une poussée aiguë ou subaiguë, le catarrheux s'en trouvera bien. On remplit un vase d'eau minérale qu'on fait bouillir au-dessus d'une lampe à alcool. Le malade aspire les vapeurs pendant 20 à 30 minutes environ, 2 séances par jour. C'est un excellent procédé, ancien d'ailleurs, et connu des vieux médecins qui, dans les bronchites chroniques, prescrivaient les vapeurs d'eau alcaline.

Beaucoup de médecins conseillent de réchauffer l'eau thermale transportée. Pour moi, j'aime autant qu'on prenne l'eau telle quelle ; qu'on ait soin simplement de mettre la bouteille dans un endroit tempéré et autant que possible qu'on la boive *pure* et à la température de la chambre.

CLASSIFICATION MÉTHODIQUE DES INDICATIONS DE ROYAT

ARTHRITISME ET ANÉMIE

I. Indications positives

PREMIÈRES

- Diabétiques.
- Bronchitiques.
- Anémiques.

SECONDES

- Dyspeptiques.
- Goutteux articulaires.
- Eczémateux.
- Asthmatiques et Migraineux.

II. Indications éventuelles

PREMIÈRES

- Neurasthéniques
- Petits Goutteux
  - Névralgies et myalgies.
  - Gravelle.
  - Lithiase rénale.
  - Laryngites et pharyngites
  - Trachéite chronique.
- Albuminuriques.
- Femmes à la ménopause.

Affections à l'étude

Tabes dorsalis.
Entérite muco-membran.

SECONDES

A. Cas justiciables du traitement thermal.	Métrites et stérilité consécutive. Vaginisme. Varices. Arthritisme mal déterminé.
B. Cas qui devront tantôt user, tantôt s'abstenir du traitement thermal.	Vieillards fatigués et convalescents. Déprimés par causes morales. Certains syphilitiques.
C. Cas qui devront toujours s'abstenir du traitement thermal.	Nervosisme mal déterminé. Valétudinaires justiciables de cures d'hydrothérapie froide, d'air, et d'altitude faible ou progressive.

TABLE

Première partie

ROYAT. LES EAUX THERMALES

Deuxième partie

INDICATIONS THÉRAPEUTIQUES ET CONTRE-INDICATIONS MÉTHODIQUEMENT CLASSÉES

Dijon, imp. Darantiere, rue Chabot Charny,

QUELQUES PROMENADES AUX ALENTOURS DE ROYAT

Ces promenades sont à faire *à pied*. Sauf une exception, elles sont toutes ou très proches ou à des distances moyennes. Je les grouperai, pour être clair, selon trois directions : *Direction de Gravenoire*, — *Direction du Bois de la Pauze*, — *Direction de Fontanas*.

A. — DIRECTION DE GRAVENOIRE

POINT DE DÉPART. — BOULEVARD BAZIN, AU NIVEAU DU GRAND-HOTEL.

1. Parc Bargoin. — Deux voies y conduisent :

La route plus longue et de pente plus douce. On suit le boulevard Bazin jusqu'à la route transversale où il aboutit. Une fontaine est au milieu de ce petit carrefour. On tourne à gauche et l'on va jusqu'à une seconde fontaine élevée sur le côté gauche de la route et qui fait face à la porte d'entrée du Parc. Un drapeau flotte au-dessus de cette porte.

Le raccourci plus direct mais de pente plus marquée.

Au coin du Grand-Hôtel, à main gauche, monte un chemin sablé de gros gravier rouge (pouzzolane). Quelques mètres plus haut ce chemin bifurque. On s'engage dans le sentier gauche, qui le long de villas, à travers quelques vignes, atteint bientôt la petite fontaine voisine du Parc Bargoin. (Route et raccourci sont pourvus de bancs).

2. Puy de Montaudoux (ou Montaudon) (592 m.).— Laisser le parc Bargoin et suivre la route. Un peu au-dessus du parc, un sentier marqué d'un poteau indicateur bifurque à gauche. Ce sentier qui va au village de Beaumont, passe au pied du petit puy de Montaudoux qu'on voit de la route tout proche dans la plaine. De ce sentier on a quelques cents pas à faire à travers champs sur une piste à peine marquée (en évitant de traverser des vignes), et l'on grimpe facilement par des terrains herbeux jusqu'au

6

sommet de Montaudoux. Là on trouve de l'ombrage, des lits d'herbe, et une vue grandiose et jolie ensemble sur la Limagne et, à droite, sur Ceyrat.

3. Pierre sacrée. — Un peu plus haut encore à un brusque tournant de la route, on rencontre un autre sentier qui descend au village de Bois-Séjour, et où passent les paysans avec leurs chariots. A la bifurcation s'élève une croix de fer scellée dans une pierre. Des promeneurs ont pris en affection cet endroit, assez banal d'ailleurs, sauf la vue qui est belle, et lui ont donné ce nom de *Pierre sacrée*. On parle même d'y ériger un petit monument pour justifier le nom. C'est un but pour les demi-paresseux qui n'osent ni s'arrêter au parc Bargoin ni monter jusqu'au

4. Pied du Puy de Gravenoire (700 m. environ).

La route serpente jusqu'au bord des sapinières qui couvrent le mont, et côtoie ce bord sur une certaine longueur entre deux de ses coudes.

Le raccourci. A Royat, on prend au coin du Grand-Hôtel le chemin au sol rouge comme pour monter au parc Bargoin. Mais à la première bifurcation on s'engage à droite. Le sentier grimpe à travers des vignes, tourne dans des carrières de pouzzolane, s'élargit sur des terrains gazonnés assez doux à la marche ; et, après avoir coupé les lacets de la route trois ou quatre fois — au niveau d'une maison de garde, et plus haut, au coin d'une auberge de rouliers — il arrive directement au pied de Gravenoire. En cet endroit, on trouve de l'ombrage dans de petits taillis à gauche de la route et la vue est magnifique et diverse. C'est la Limagne, jusqu'aux monts lointains du Forez, la vallée de l'Allier que dessinent au-dessus du fleuve, au loin dans le ciel, de fines buées d'argent ; plus à droite le plateau de Gergovie, et, au delà des bois de Bois-Séjour, les splendides gorges de Ceyrat. Et toute cette étendue est semée de villages.

Au delà, ce sont des promenades de distance moyenne, recommandables aux promeneurs un peu entraînés déjà.

5. Sommet du Puy de Gravenoire (823 m.). — Deux sentiers se détachent de la route à droite, à des niveaux différents et pénètrent dans les sapinières. Tous deux conduisent au haut du Puy. Le plus direct est le second sentier qui continue en quelque sorte le raccourci. L'autre s'ouvre plus bas juste au premier coude où la route atteint la lisière des sapins. Son trajet est plus long et plus pittoresque aussi. Il s'enroule doucement autour du Puy, et le long des versants domine une vallée qui peu à peu se rétrécit et se creuse en une longue et profonde ravine pleine de fouillis d'arbres : *le Creux d'Enfer*. Il arrive ainsi derrière le Puy de Gravenoire, et se divise en deux branches, l'une gauche, qui, rapide, monte au sommet, l'autre, directe, qui sort des bois et mène au delà de Gravenoire jusqu'au

6. Puy de Charade (**907 m.**). — C'est une montagne boisée, plus élevée que la précédente et plus éloignée, au sud-ouest. Il est agréable de se promener entre les deux montagnes. A cette altitude l'air est vif et délicieux. On a de Charade une vue inattendue et saisissante sur la chaîne des Dômes à l'ouest. Il y a un endroit précis, qu'il faut se faire indiquer par quelque habitant du village de Charade, d'où l'on découvre le plus merveilleux panorama que je connaisse aux environs immédiats de Royat. Le *village de Charade* se trouve en bas, derrière le Puy, au nord-ouest. On peut de la montagne y descendre par un sentier. On y arrive aussi par la route qui passe au pied de Gravenoire. Au delà des sapinières une voie large et carrossable se détache à droite et y mène. C'est le chemin des voitures publiques et des landaus, qui conduisent les baigneurs boire du lait à une ferme-auberge du village.

7. Bois-Séjour, Bois de Bois-Séjour. — A la Pierre sacrée, et plus haut, au pied de Gravenoire, on trouve un chemin qui descend au village de Bois-Séjour. J'ai déjà indiqué le premier. Le second plus petit quitte la route à gauche, au niveau à peu près du sentier direct qui monte au sommet du Puy de Gravenoire, un peu plus haut. Par l'un ou l'autre de ces chemins on traverse Bois-Séjour : village auvergnat bâti sur un versant escarpé, aux rues étroites, caillouteuses et montantes. Au delà, on trouve une gorge verdoyante, dont les versants sont couverts d'épais bois de pins et de mélèzes. Au fond circule dans de petits prés un ruisseau rapide et frais. Promenade charmante et abritée.

Dans cette direction il n'y a plus, au delà, que de véritables excursions. Entre toutes, malgré sa distance, j'en signalerai une aux bons marcheurs. Elle est peu connue et à mon avis merveilleuse à faire à pied. C'est une promenade aux

8. Gorges de Ceyrat. — On suit la route au delà de Gravenoire, jusqu'à Thèdes et Saint-Genest-Champanelle. Je recommande de jolis raccourcis qui, avant Thèdes, passent par Champeaux-le-Bas, petit village montagnard très caractéristique. A Saint-Genest on trouve, presque à son origine, un ruisseau qui descend à Ceyrat par la plus longue des trois gorges parallèles. Un petit chemin suit les sinuosités du ruisselet. Cette gorge est magnifique, à la fois sauvage et paisible. Son grand charme est sa variété. Il y a de petits herbages avec des arbres fruitiers, des entassements farouches de roches hérissées de brousses et de grands arbres, qui rappellent les coins les plus particuliers de la forêt de Fontainebleau, des parois de granit à pic de de 60 à 80 mètres ; et de vastes et calmes futaies qui, de cette hauteur, descendent en immenses nappes vertes, jusqu'au ruisseau où trempent les franges de leurs lourds feuillages.

La plupart des guides indiquent à peine cette gorge. Les cochers à Ceyrat en montrent l'issue sur la route près du pont. Il faut aller la prendre dans la montagne, à Saint-Genest, et la descendre dans toute sa longueur (4 kil. environ). A Ceyrat on retrouve la route. On peut revenir à Royat par Bois-Séjour. C'est une promenade de 5 à 6 heures de marche sans hâte.

B. — DIRECTION DU BOIS DE LA PAUZE

POINT DE DÉPART. — AU BOUT DU BOULEVARD BAZIN, CARREFOUR DE LA FONTAINE.

9. Creux d'Enfer. — On prend à droite la route qui monte au village de Royat. A l'entrée du village on trouve à gauche un chemin que longe un ruisseau à droite. Ce chemin en coupe un autre près d'un petit pont dans le voisinage d'une carrière. A ce point il quitte le ruisseau, s'incline un peu à droite et grimpe sur des roches à fleur de sol qui semblent de grandes dalles. Une dernière maison le borde à droite; à gauche un mamelon herbeux très escarpé, au sommet duquel est une chapelle inachevée et sans usage. On y peut monter s'asseoir. On atteint un embranchement où s'élève un poteau indicateur. On suit tout droit le sentier qui descend vers le cimetière et qui tourne bientôt. Ce chemin mène dans de jolis fonds de prairies, aux accidents légers et aux sentes incertaines. C'est une promenade charmante que d'aller devant soi dans ces fonds. Parmi ces vallons coupés de crêtes, un chemin rapide, bordé de buissons, longe le lit souvent desséché d'un petit torrent. Des sentes assez compliquées lui font suite qui mènent en haut de la vallée boisée et profonde du *Creux d'Enfer*. On en suit le bord car le fond en est inaccessible, obstrué de végétations inextricables. De l'autre côté du Creux d'Enfer verdoient les pentes sombres de Gravenoire avec les lacets rougeâtres de ses sentiers. En suivant cette ravine qui se rétrécit et s'efface dans un étroit cul-de-sac, on rejoint au-dessus d'elle ces sentiers de Gravenoire qui conduisent soit au sommet de ce puy, soit au puy ou au village de Charade.

10. Bois de la Pauze. — Au lieu de suivre à l'embranchement le chemin qui descend vers le cimetière, on prend à droite un sentier qui file à plat, entre deux lignes d'arbres et de haies buissonneuses, parmi des champs potagers et de petits prés où des pommiers sont épars. On arrive ainsi à une seconde bifurcation. On prend encore le chemin de droite. Chemin aride, taillé dans le roc et qui s'enroule autour d'un grand mamelon fleuri de bruyères roses. Il atteint et traverse un petit bois de pins rabougris, suit une crête étroite et découverte entre deux vallées — à droite la vallée de Royat avec le village aux toits serrés enfouis dans les arbres — et pénètre ensuite dans le bois de la Pauze. Le versant qui regarde Royat est le plus beau. Un sentier large, mousseux, très abrité s'y enfonce à mi-côte. Un autre monte plus directement en plein bois. C'est le premier qu'il faut prendre et suivre aussi loin qu'il plaira. On y peut aller jusqu'à Charade par des détours charmants.

Un *raccourci* existe très accidenté et peu visible. En entrant dans le chemin aride précédent on voit à gauche, après quelques pas, un bouquet d'arbres très verts qui poussent dans un fossé. Ce fossé est le lit élargi d'un petit torrent qui descend de la montagne. Sur la berge droite de ce torrent souvent sec on trouve une piste qui grimpe jusqu'au bord du bois de la Pauze.

11. Charade. — Une des promenades les plus habituelles. A l'embranchement où monte à droite le chemin rocailleux du bois de la Pauze, on suit tout droit, un peu à gauche, un chemin sablé qui descend un peu, sous de petits taillis, traverse bientôt un ruisselet et immédiatement après monte en tournant dans les bois. Il faut le suivre avec soin en évitant à droite et à gauche des sentes en tranchées, qui ne mènent nulle part.

De Charade on peut revenir à Royat par l'un des chemins déjà indiqués, par Gravenoire, par le Creux d'Enfer, par le bois de la Pauze.

12. Pépinière. — Au delà de Charade par des sentiers pittoresques qu'indiquent des poteaux on peut gagner la Pépinière, immense parc en pleine montagne et en plein bois, ouvert aux promeneurs. C'est une promenade assez fréquentée, limite des promenades moyennes à pied. De la Pépinière on peut gagner Fontanas et revenir à Royat par le village (longue promenade).

C. — DIRECTION DE FONTANAS

POINT DE DÉPART : PLACE ALLARD ; TÊTE DE LIGNE, A ROYAT, DES TRAMWAYS ÉLECTRIQUES DE CLERMONT-FERRAND

13. Bois de Villars. — Une promenade choisie entre toutes — peu fréquentée, ombreuse, pittoresque et proche. Un seul inconvénient : on peut facilement se tromper de sentier. De la place Allard on monte, sur la rive gauche de la Tiretaine, la route dite de la Vallée. On aperçoit à gauche sur la rive opposée, la petite église de Royat par sa face postérieure toute drapée de lierre, puis bientôt un pont, qui mène à la place de l'église. Un peu avant ce pont, et à droite, un sentier rapide se détache de la route en sens inverse. On monte jusqu'à une auberge peinte jadis en bleu, dite l'Observatoire. On passe devant des carrières à gauche et l'auberge à droite. Après l'auberge on se garde de contourner le sommet qu'on a à sa gauche. Il faut toujours voir sur sa droite l'espace libre où s'étend Clermont dans la Limagne. Les contreforts montagneux s'avancent vers cette plaine comme des caps parallèles que séparent des dépressions semblables à des anses étroites Le sentier assez large suit à mi-côte les flancs boisés de ces caps et de ces anses. Il faut éviter de grimper sur le plateau et de descendre dans les vignes. On laisse d'abord à gauche une sente qui escalade la côte ; et cette sente dépassée, on prend à chaque bifurcation le chemin de gauche. On marche ainsi sous bois dans des taillis d'essences diverses et très verts, on franchit des ruisseaux ; il y a des descentes et des montées très douces ; et continuellement le regard plonge par échappées sur les futaies des versants qu'on dépasse, sur Clermont et la Limagne infinie.

14. Villars. — A l'auberge de l'Observatoire, au lieu de suivre tout droit, on suit le *chemin* qui contourne complètement le sommet auquel l'auberge s'appuie. On tourne ainsi le dos à Clermont et à la Limagne. On arrive bientôt à une bifurcation où un poteau indique à droite le chemin de Villars.

Raccourci. On peut prendre avant d'arriver à l'Observatoire, à peu près à mi-distance de la route de la Vallée et de l'auberge, au coin d'une maisonnette pauvre, un sentier tournant qui aboutit directement au chemin de Villars. Ce chemin est dit par les plateaux. C'est à mon avis le plus séduisant, facile à marcher, au plein air, et de tous côtés autour de soi on a une immensité d'espace. Mais il n'y a pas d'ombrage. L'approche du village est particulièrement jolie, avec ses herbages enclos de murs de pierres sèches où pâturent des vaches. C'est une Normandie dans la montagne. On peut de Villars revenir par Fontanas. On fait plus souvent le contraire. Un autre chemin est la voie romaine. Des promeneurs la trouvent agréable. Je ne suis pas de ceux-là. On gagne cette voie romaine par plusieurs chemins. En voici un. De l'Observatoire on se dirige comme pour aller dans les bois de Villars ; mais au lieu de se tenir à mi-côte en prenant à gauche, on descend directement dans des vignes. On gagne ainsi la voie romaine qui tourne à gauche et conduit à Villars.

15. Fontanas. — Cette promenade s'impose une des premières. On y va en voiture par la grande route du Puy de Dôme qui traverse tout le village de Royat. Mais le chemin des promeneurs c'est *le chemin des crêtes.* On atteint soit par l'auberge de l'Observatoire, soit par le raccourci, le chemin de Villars. A cette bifurcation on voit un poteau qui est sur le chemin de Villars et un banc de pierre qui est sur le chemin de Fontanas. On suit ce dernier jusqu'au village ; on longe par des sinuosités douces la vallée délicieuse et variée de la Tiretaine où Royat, immobile dans les feuillages, prend de changeants aspects et des nuances diverses selon les détours du chemin et le déclin du soleil.

On domine des vallons étroits aux courbes lentes, semés d'arbres à fruits, qui évoquent encore des coins normands ; et, à des coudes imprévus du sentier surgissent des apparitions brusques et grandioses des puys de Dôme. — A Fontanas on marche au milieu de sources qui jaillissent de toutes parts dans des ravins et des prés, dans le village dont les ruelles côtoient des mares vives et des ruisseaux sonores. On peut, de Fontanas gagner par Solagnat, la Pépinière et de là, Charade. C'est une très belle promenade mais recommandée aux bons marcheurs seuls.

Au-dessus de Fontanas le chemin rejoint la grande route. Celle-ci mène à la *Fons de l'Arbre,* petit village voisin de Fontanas ; puis, au loin, au col de Ceyssat et au Puy de Dôme. — Ce sont des excursions qui dépassent les limites des promenades et dont je ne parle pas ici.

Dijon — Imprimerie Darantiere, 65, rue Chabot-Charny.

COMPAGNIE DES EAUX MINÉRALES DE ROYAT

ROYAT

Eaux alcalines résolutives, toniques et reconstituantes

Bains à eau courante et à température constante, très riches en gaz acide carbonique.

Les eaux transportées de Royat donnent d'excellents résultats dans les affections qui dérivent de l'***arthritisme*** et de l'*anémie*, car Royat est, par excellence, la station des ***arthritiques*** *anémiques*.

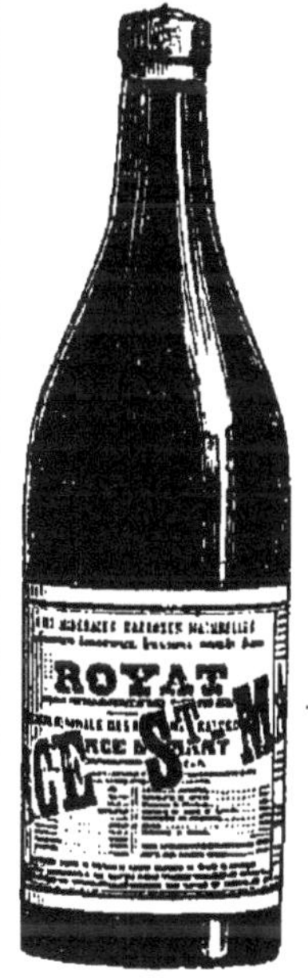

L'eau minérale de ***Royat César*** est le type de l'eau de table idéale, exquise par sa fraîcheur piquante, recommandée aux dyspeptiques et aux convalescents.

L'eau minérale de ***Royat Saint-Mart***, la *Fontaine des goutteux*, calme les accès de goutte et empêche les récidives.

Notices, renseignements, commandes : COMPAGNIE DES EAUX MINÉRALES DE ROYAT, 46, rue Lafayette, Paris.

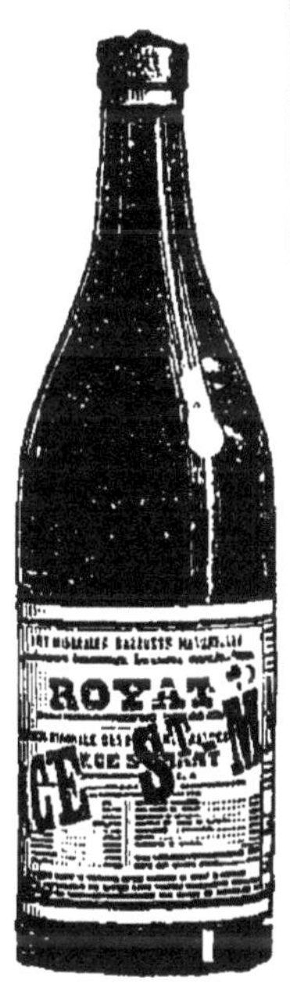

www.ingramcontent.com/pod-product-compliance
Ingram Content Group UK Ltd.
Pitfield, Milton Keynes, MK11 3LW, UK
UKHW021549260726
13993UKWH00002B/722